Karin Kalbantner-Wernicke, Thomas Wernicke

Die energetische Entwicklung des Menschen

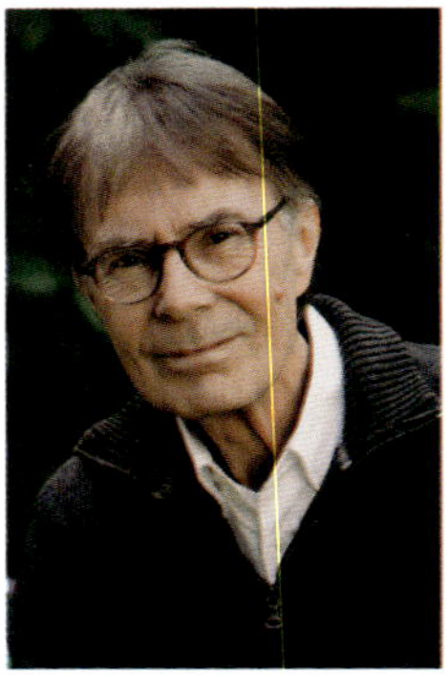

© privat

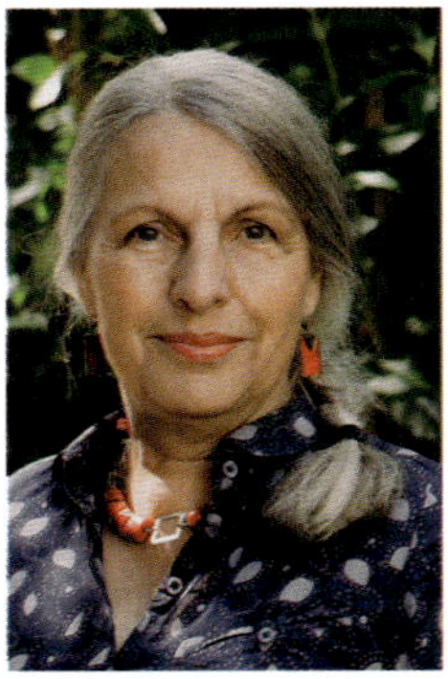

© privat

Thomas Wernicke,
Facharzt für Allgemeinmedizin und Naturheilverfahren

Ärztlicher Leiter des therapeuticum rhein-main, Schwerpunktpraxis für Säuglings- und Kinderbehandlung mit westlichen und fernöstlichen Methoden.

Ausgebildet in Osaka bei einem der führenden Kinderakupunkteure Japans hat er die nadellose japanische Kinderakupunktur Shōnishin weiterentwickelt und neue Standards gesetzt. Als international anerkannter und gefragter Experte für Shōnishin ist er in vielen Ländern Europas, Asiens (inkl. Japan), in Australien und in den USA als Ausbildungsleiter tätig. Neben zahlreichen wissenschaftlichen Veröffentlichungen hat er mehrere Fachbücher zum Thema verfasst.

Gründungsmitglied und Vorstand der Internationalen Gesellschaft für Traditionelle Japanische Medizin (IGTJM e.V.) und Mitinitiator internationaler Kongresse für japanische Medizin.

Karin Kalbantner-Wernicke,
Kinder-Physiotherapeutin und Shiatsu-Lehrtherapeutin. Ihre Schwerpunkte sind die Arbeit mit Babys, Kindern und die kindliche Entwicklung.

Die von ihr konzipierten neuen Gesundheitsprogramme machten sie national und international bekannt. Seit 35 Jahren bietet sie Ausbildungskurse in Europa, den USA, Japan und Australien zum Thema Shiatsu für Erwachsene, Kinder und Babys an.

Als Autorin von über 100 Veröffentlichungen und zahlreichen Fachbüchern, einige davon in mehreren Sprachen (auch Russ., Japan., Arab.), ist sie Wegbereiterin eines dem heutigen Stand und Wissen angepassten Shiatsu bei Babys und Kindern und eine gefragte Expertin zum Thema Entwicklung.

Karin Kalbantner-Wernicke Thomas Wernicke

Die energetische Entwicklung des Menschen

Einsichten aus west-östlicher Tradition und Wissenschaft

KIENER

Hinweis für den Benutzer
Die Erkenntnisse der Medizin unterliegen einem laufenden Wandel durch Forschung und klinische Erfahrung. Herausgeber und Autoren dieses Werkes haben große Sorgfalt darauf verwendet, dass die in diesem Werk gemachten therapeutischen Angaben dem derzeitigen Wissensstand entsprechen. Das entbindet den Nutzer dieses Werkes aber nicht von der Verpflichtung, mithilfe weiterer Informationsquellen zu überprüfen, ob die dort gemachten Angaben von denen in diesem Buch abweichen.

Bibliografische Information
Diese Publikation ist in der Deutschen Nationalbibliothek verzeichnet. Detaillierte bibliografische Angaben sind unter www.dnb.de abrufbar.

1. Auflage 2022

Konzeption und Bearbeitung: Christl Kiener, München
Lektorat: Dr. Petra Zimmermann, Braunschweig; Christl Kiener, München; Elisabeth Reicheneder, München
Zeichnungen und Fotos: s. Bildnachweis am Ende des Buches
Innentypografie und Herstellung: Kadja Gericke, Dürnau
Umschlaggestaltung: SpieszDesign, Neu-Ulm
Titelbild: SCHORNIK & GOLDSCHMIDT GbR, Wiesbaden
Büro für Gestaltung + Kommunikation
Druck und Bindung: Drukarnia Dimograf Sp. z o.o., Bielsko-Biała/Polen

FSC www.fsc.org MIX Papier | Fördert gute Waldnutzung FSC® C018236

ISBN 978-3-948442-01-9

www.kiener-verlag.de

Dieses Entwicklungskonzept möchten wir den Kindern dieser im Moment so aus den Fugen geratenen Welt widmen.

Für eine friedliche Zukunft brauchen wir neue Perspektiven – daher ist es so wichtig, Kinder in ihrer Einzigartigkeit zu sehen, wertzuschätzen und zu unterstützen. Um die vielen Themen der Welt lösen zu können brauchen wir die Vielfalt dieser Einzigartigkeit und nicht eine Sichtweise, mit der Menschen über einen Kamm geschert oder in Schubladen gesteckt werden.

Wenn dieses Buch dazu beitragen kann Menschen und ganz besonders Kinder mit ihren ganz persönlichen Stärken wahrzunehmen und zu unterstützen, dann sind wir einen kleinen Schritt näher in Richtung einer friedlichen Zukunft.

Vorwort

Nach unserer Ausbildung in westlichem Medizinwissen haben uns schon sehr früh andere Sichtweisen auf Gesundheit und Krankheit fasziniert. Das hat dazu geführt, dass ich, Karin, nach meiner Ausbildung als Physiotherapeutin nach Japan gegangen bin und mich in Shiatsu ausbilden ließ.

Zur gleichen Zeit führte Thomas im Rahmen einer Doktorarbeit auf den Philippinen eine ethno-medizinische Feldforschung über traditionelle Heilsysteme durch. Auf dem Boden dieser Erfahrungen wuchs unsere Begeisterung für die sino-japanische Medizin.

Als Kinderphysiotherapeutin und als Arzt mit Schwerpunkt in der Baby- und Kinderbehandlung schlugen schon damals unsere Herzen für die Kleinsten und Kleinen.

Als wir in den 80-er Jahren in Japan Frauen auf dem Land beobachteten und filmten, wie sie mit Shiatsu-ähnlichen Techniken Babys und Kinder behandelten, erhielten wir auf die Frage, warum bei der Behandlung diese oder jene Technik angewendet wurde, fast immer die gleiche Antwort: So wurde es schon immer gemacht und es hat funktioniert.

Eine solche Aussage verwundert nicht, wenn man weiß, dass man in Japan üblicherweise durch Nachmachen oder Imitieren lernt. Nachzufragen oder zu hinterfragen, warum etwas funktioniert, ist unüblich. Unser Fokus war auf das Erfahrungswissen der sino-japanischen Medizin gerichtet, aber unser westlicher Verstand verlangte nach Erklärungen. Auf der Suche nach solchen machten wir die Entdeckung, dass Babys und Kinder in Japan einen besonderen Stellenwert haben. Schon in alten Schriften steht, dass sich die Meridiane in der Kindheit erst noch entwickeln müssen. Doch mehr war leider nicht darüber zu erfahren.

Nachdem wir unser schriftliches Material zusammengetragen und wiederholt gesichtet hatten, bildeten sich immer mehr bestimmte Muster heraus und wir fanden Parallelen zwischen der modernen Forschung zur Entwicklung von Kindern (Psychomotorik, Entwicklungsphysiologie und Kinderphysiotherapie) und dem überlieferten Wissen aus der japanischen Medizin. Aus dieser Arbeit entstand das Energetische Entwicklungskonzept.

Bei der Anwendung unserer Behandlungstechniken aus TCM und TJM überraschte uns zudem, dass etliche, eigentlich für Babys gedachte Techniken, z.B. aus dem BabyShiatsu® und dem *Shōnishin,* auch bei der Behandlung von Erwachsenen zu Reaktionen führten. Daraus zogen wir den Schluss, dass Entwicklungs- und Lebensthemen, die in der Kindheit vielleicht nicht ausreichend vollzogen werden konnten und bei Erwachsenen zu unklaren Symptombildern führen, mit Hilfe des Konzepts der energetischen Entwicklung noch immer zugänglich sind: In jedem Erwachsenen von heute steckt also das Kind von gestern.

Über viele Jahre hat sich das Konzept zum jetzigen Stand weiterentwickelt und in der Praxis bewährt. In zahlreichen Ländern in- und außerhalb Europas dürfen wir dieses Konzept vermitteln und sind stolz darauf, dass wir auch in Japan unterrichten dürfen, dem Land, dem wir unsere Kenntnisse und Behandlungsmethoden aus der japanischen Medizin verdanken, dem Land, das uns die wegweisenden Impulse gab.

Wir wünschen Ihnen, dass wir mit unserem Entwicklungskonzept Ihre Praxis bereichern können.

Karin Kalbantner-Wernicke und Thomas Wernicke
Hochheim im Sommer 2022

Danksagung

In unseren Ausbildungskursen bildet das energetische Entwicklungsmodell die Hauptsäule für die Diagnostik und die darauf aufbauenden jeweiligen Behandlungsmethoden. Eines Tages besuchte unsere langjährige Verlegerin Christl Kiener einen dieser Kurse. Sehr schnell reifte in ihr die Idee heran, die Inhalte des Entwicklungsmodells als Buch der Allgemeinheit zugänglich zu machen. Ohne ihren Ansporn wäre voraussichtlich dieses Buch niemals entstanden. Dafür möchten wir ihr von Herzen danken.

Wir möchten auch jenen danken, die uns zum Lernen und Nachdenken anspornten. Da stehen an erster Stelle jene Kinder, mit denen wir eine gemeinsame Zeit verbringen durften – im therapeutischen Alltag, im Kindergarten, in der Schule oder ganz einfach privat. Denn jedes Zusammensein bedeutet erneutes Lernen, und das gilt auch für uns. Und da ja in jedem Erwachsenen auch ein Kind steckt (schließlich waren wir ja alle mal Kind), gilt unser Dank auch Erwachsenen, mit denen wir im Austausch standen und stehen. Hier möchten wir ganz besonders Prof. emer. Wolfgang Michel-Zaitsu erwähnen, dem wir so viel Hintergrundwissen zu speziellen ‚japanischen' Fragen verdanken.

An dieser Stelle möchten wir es auch nicht versäumen, unseren Kursteilnehmern und Kursteilnehmerinnen zu danken, mit denen wir in regem Austausch standen oder stehen. Auch hier gilt für uns: Unterrichten ist gleichzeitiges Lernen.

Karin Kalbantner-Wernicke
Thomas Wernicke

Inhalt

Das energetische Entwicklungskonzept in der Praxis

Anhang

Der Mensch aus west-östlicher Perspektive betrachtet

1 Unser Ansatz

Seit alters her beschäftigt sich der Mensch mit der Frage nach seinen Wurzeln. Je nach Epoche, kulturellem Hintergrund, Menschenbild, Wissensstand oder Zeitgeist fallen die Antworten sehr unterschiedlich aus. Die Frage „Wer sind wir?“ führt früher oder später unweigerlich auch zu der Frage „Warum sind wir so, wie wir sind?“

In der westlichen Welt werden bereits Kinder in ihrer Entwicklung nach fachspezifischen Kriterien beurteilt: je nach Fachrichtung zum Beispiel aus motorischer, aus sensorischer oder aus psychologischer Sicht. Dies ist jedoch eine monokausale Betrachtungsweise, die sich jeweils auf nur eine für die jeweilige Fachrichtung gültige Grundlage stützt. Dem steht eine ganzheitlichere Sicht im fernöstlichen Denken gegenüber.

Unser Ansatz ist es, uns dem Thema Entwicklung des Menschen aus der Perspektive beider Systeme zu nähern. Da wir in beiden – der westlichen und der sino-japanischen Medizin – beruflich verankert sind, konnten wir erfahren, dass sie zwar unterschiedliche Herangehensweisen haben, diese sich aber unter bestimmten Gesichtspunkten ergänzen und so einen umfassenderen Blick auf die Entwicklung des Menschen ermöglichen.

Das Bestechende an dieser „west-östlichen“ Betrachtungsweise ist, dass Erfahrungswissen und neue Erkenntnisse auf einen gemeinsamen Nenner gebracht werden können. Dies kommt unserem Bedürfnis nach Erklärungen zu einer immer komplexeren Welt und ihren Zusammenhängen entgegen.

Die Entwicklung des Menschen sehen wir in vier Schritten, wobei alle Entwicklungsschritte beim erwachsenen Menschen idealerweise vorhanden sein sollten (Abb. 1.1 vom Baby-Alter, über Kindergarten-Alter und Schul-Alter zum Erwachsenen-Alter). Bei der Beschreibung dieser vier Entwicklungsschritte können wir Erkenntnisse aus der sino-japanischen und der westlichen Denkweise zusammenführen und Parallelen aufdecken.

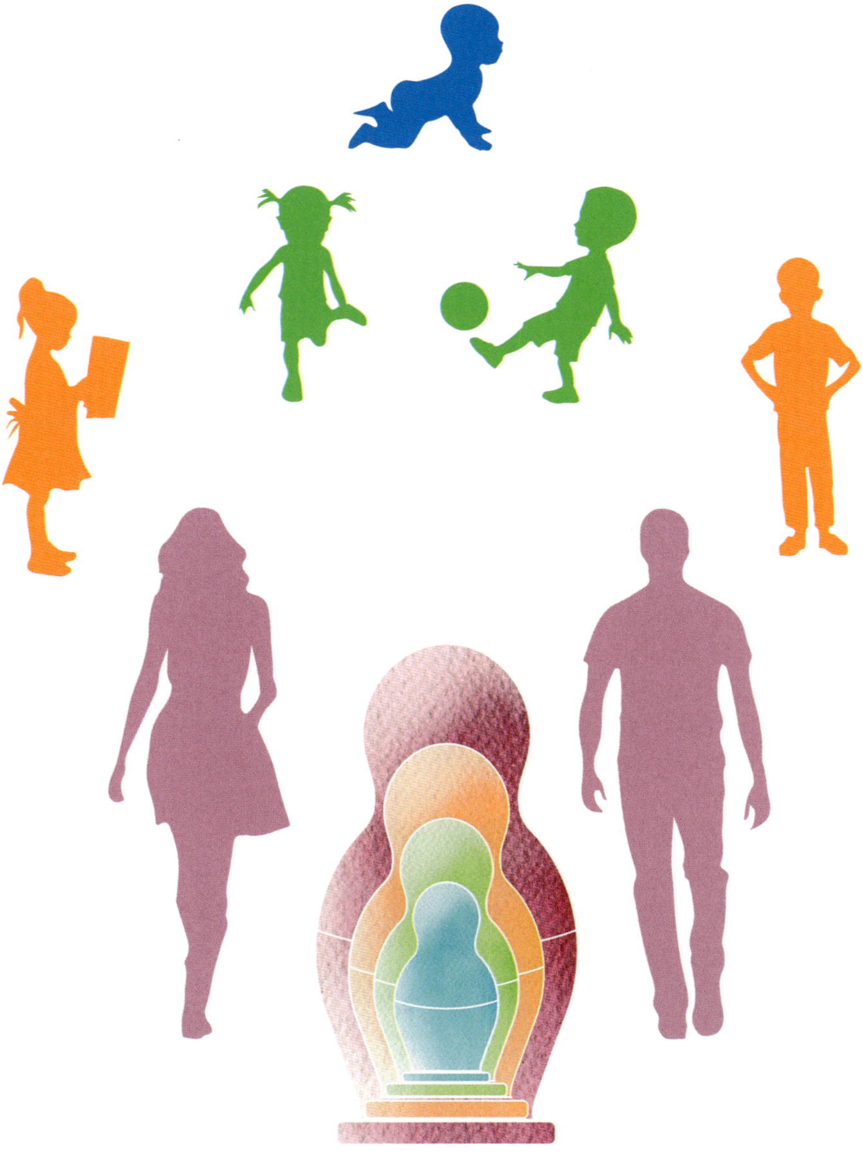

Abb. 1.1 Die vier Ebenen der Entwicklung

2 Grundlagen des energetischen Entwicklungskonzepts

Jeder Mensch wird mit individuellen Eigenschaften und Potenzialen für ein körperlich und geistig ausgeglichenes Leben geboren. Mit Hilfe des energetischen Entwicklungskonzepts finden wir den Zugang zu unseren Potenzialen, können sie als Kraftquelle nutzen und uns an die alltäglichen Herausforderungen, die wechselnden äußeren und inneren Einflüsse immer wieder neu anpassen und sie regulieren. Das gibt uns die Möglichkeit, ein lebensfähiges, dynamisches Gleichgewicht aufrechtzuerhalten.

Für das Verständnis des energetischen Entwicklungskonzepts ist es hilfreich, sich einige Aspekte des fernöstlichen Denkens zu eigen zu machen.

Das „Spiel um die Mitte"

Je besser wir um unsere Mitte pendeln oder schwingen, desto mehr Antworten erhalten wir auf Anforderungen und Herausforderungen im Leben – eine Fähigkeit, die uns die Stolpersteine im Leben überwinden hilft (Abb. 2.1).

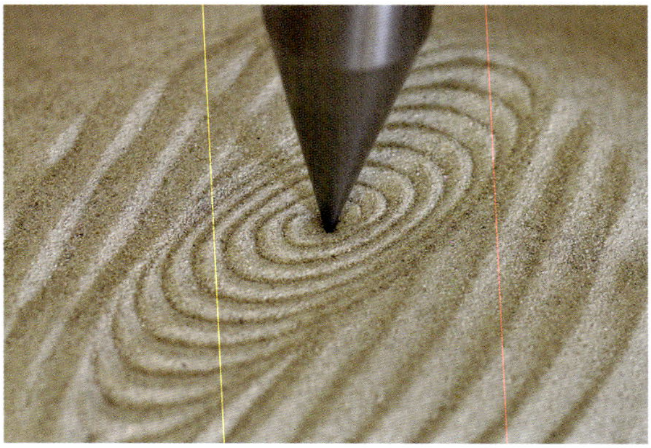

Abb. 2.1 Spiel um die Mitte

Symbolisch steht dafür der Daruma (Abb. 2.2). Diese japanische Version des Stehaufmännchens verkörpert – wie auch in unserem Sprachgebrauch – das Durchhaltevermögen und die Fähigkeit, sich in jeder Situation immer wieder aufrichten zu können, sich nicht entmutigen, sich nicht unterkriegen zu lassen. Der japanische Satz *Hachi oki nana korobi* (siebenmal hinfallen – achtmal aufstehen) drtückt dies sehr treffend aus. Wie ein Daruma soll der Mensch immer wieder in seine Mitte zurückkommen. Ist er in die Mitte zurückgekehrt, kann er wieder in alle Richtungen pendeln und sich neu orientieren. Diese Fähigkeit eines Menschen, sich zu erholen oder auf belastenden Stress und Druck zu reagieren und diese zu regulieren, ist Ausdruck seiner Resilienzfähigkeit.

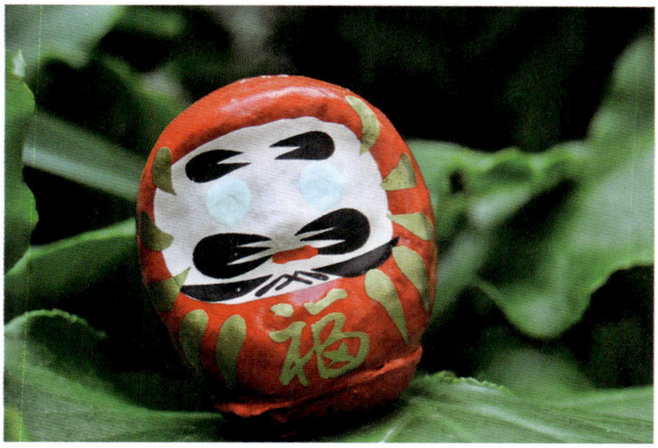

Abb. 2.2 Daruma

Das „Spiel um die Mitte" ist Ausdruck von Gesundheit: Jeder Mensch reagiert auf die Faktoren von außen und innen, und seine Antwort darauf ist das Maß seiner Gesundheit.

Doch nicht immer sind wir eins mit uns selbst. Durch äußere und innere Einflüsse (schlechte Nachrichten, Stress etc.) geraten wir aus dem Gleichgewicht, schwingen nicht mehr um unsere Mitte und verlieren den Zugang zu unseren Potenzialen.

Das in diesem Buch beschriebene Modell zeigt uns, dass die Entwicklung des Menschen schrittweise auf verschiedenen Ebenen stattfindet. Im Vordergrund steht die „energetische Entwicklung" der Meridiane – von den Meridian-Familien beim Baby und Kleinkind (Kap. 5) über die Entwicklung der Sechs *Keiraku* im Kindergartenalter (Kap. 6), den Fünf Wandlungsphasen im Schulalter (Kap. 7) bis zu den Zwölf Haupt-Meridianen im Erwachsenenalter (Kap. 8).

Das Wissen um diese Entwicklungsschritte ermöglicht es uns, das „Spiel um die Mitte“ nachzuvollziehen und Ansatzpunkte zu finden, wie wir diese Entwicklung bei Kindern – aber auch bei Erwachsenen – unterstützen und weiterhin fördern können.

Ziel ist, dass der Mensch in jedem Lebensabschnitt auf die Herausforderungen des Lebens kraftvoll reagieren kann.

Innehalten und Würdigung des Vollbrachten

In Japan werden die Knoten beim Bambus, die um den Halm verlaufen und eine Verdickung bilden, *Fushime* 節目 genannt (Abb. 2.3). Das Bild der durch die Bambusknoten gekennzeichneten Wachstumsphasen der Pflanze lässt sich auf die Entwicklung des Menschen übertragen. Dabei stehen die Bambusknoten für wichtige Übergangszeiten im Leben – ein Entwicklungsschritt ist vollzogen, der nächste steht an, und in jeder Lebensphase findet Wachstum statt.

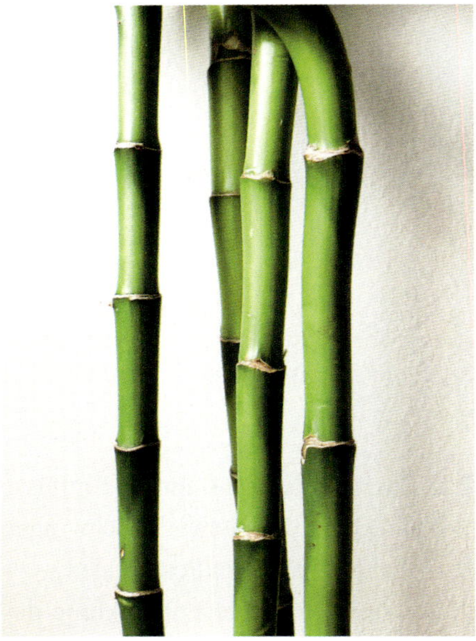

Abb. 2.3 Bambus

Es sind Zeiten des Wandels, die mit bestimmten Ritualen gewürdigt werden, z.B. Jahreszeiten, Erntedankfest oder Übergänge im Leben wie Taufe, Hochzeit usw. Deshalb gilt in Japan nach wie vor, das zu Ende Gebrachte einer Reflexion zu unterziehen, bevor man zu etwas Neuem übergeht.

Fushime beschreibt dieses Konzept sehr treffend. Der Begriff *Fushime* wird auch heute noch in Japan in der beschriebenen Bedeutung verwendet und lässt sich als Schlüsselbegriff in unser Konzept übertragen. *Fushime* sind in unserem Konzept die Übergangszeiten zwischen den energetischen Entwicklungsschritten. Das ist der Moment innezuhalten und den zuletzt durchgeführten gereiften Entwicklungsschritt zu würdigen. Dabei ist es wichtig, dass der Anfang und das Ende eines jeden Entwicklungsschrittes bewusst erkannt und gewürdigt und mit dem vorhergehenden und dem nachfolgenden Entwicklungsschritt verbunden werden. So kann jeder Entwicklungsschritt in all seinen Facetten heranreifen.

Übergänge begleiten den Menschen ein Leben lang. Oft werden sie als ein Verlassen der Komfort-Zone erlebt, verbunden mit der Erfahrung, Vertrautes und Liebgewonnenes loszulassen. Auch die Geburt stellt einen solchen Übergang dar. Die gewohnte Sicherheit muss für etwas Neues aufgegeben werden und schafft so Raum für Entwicklung.

In jedem Erwachsenen von heute steckt das Kind von gestern

Die Entwicklung des Menschen vollzieht sich in einzelnen Schritten, die jeweils aufeinander aufbauen. Das gilt für die energetische Entwicklung ebenso wie für die Entwicklung der Sensomotorik. Im Erwachsenen sind all diese vollzogenen Entwicklungsprozesse noch präsent. Wo eine Entwicklung unvollständig durchlaufen wurde, zeigen sich Störungen.

Als bildliche Darstellung für dieses Entwicklungsprinzip eignet sich das Modell der Matrjoschka-Puppe, eine Figur, in die immer kleiner werdende Figuren geschach-

Exkurs

Die Matrjoschka-Puppe wurde im 19. Jahrhundert in Russland entwickelt. Vorbild war vermutlich die japanische *Fukurokuju*-Puppe, die über japanische Spielzeughändler nach Russland kam (Wikipedia). Der Name dieser außerhalb Japans als *„Fukuruma“* bezeichneten Puppe entstand vermutlich aus den beiden Begriffen *Fuku(rokuju)* und *(Da)ruma*.

telt sind. Nur die äußerste „Schicht" (hier: die Entwicklungsebene des Erwachsenenalters) ist normalerweise sichtbar, im Inneren verbergen sich weitere Matrjoschkas: die früheren, bisher vollzogenen Entwicklungsebenen (Abb. 2.4).

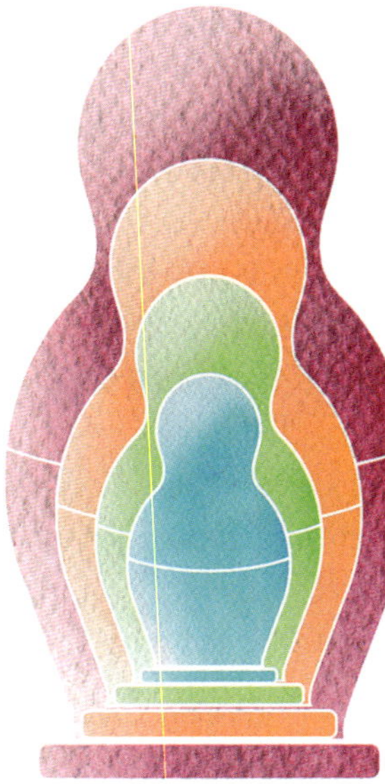

Abb. 2.4 Die „Matrjoschka-Puppe" mit allen vier Entwicklungsebenen

In der täglichen Praxis begegnen wir vielen Patienten, die wegen einer Beeinträchtigung ihres Wohlbefindens zu uns kommen oder unter Befindlichkeitsstörungen leiden. Diese lassen sich oft nicht eindeutig einer Ursache zuordnen, denn die Patienten fühlen sich nicht krank, doch auch nicht gesund. Oft haben sie bereits eine Odyssee an Arzt- oder Therapeutenbesuchen hinter sich, und ohne organische Ursache erhält ihre Befindlichkeitsstörung nicht selten den Stempel „psychosomatisch". Nach dem Modell der energetischen Entwicklung können diese Störungen auf eine unvollständige Entwicklungsstufe zurückgeführt werden.

So sind zum Beispiel Rückenprobleme bei Erwachsenen, ein Hauptgrund für Krankmeldungen in Deutschland, nicht immer auf mangelnde Bewegung oder einen nicht-ergonomischen Bürostuhl zurückzuführen.

Mithilfe des energetischen Entwicklungskonzepts können wir herausfinden, auf welcher Stufe der Entwicklung es zu einer Störung gekommen ist, die die Ursache für verändertes Verhalten oder vorherrschende Probleme sein könnte. Wenn wir diese Zusammenhänge erkennen, können wir unsere Widerstandsfähigkeit (Resilienz) wieder herstellen für den Umgang mit den Herausforderungen des täglichen Lebens und im Extremfall mit belastenden Lebensumständen. Die Förderung der Resilienz ist ein wichtiger Beitrag zur Erhaltung der Gesundheit. Wir können den Menschen darin unterstützen, Ressourcen zu schaffen, so dass er eine gesunde Selbstregulation und die Fähigkeit entwickeln kann, auch in schweren Zeiten nicht nur das „halbleere Glas Wasser“ zu sehen, sondern auch das „halbvolle Glas“.

Unter Einbeziehung des energetischen Entwicklungskonzepts können wir die eigenen Ressourcen einschätzen, um diese bei Bedarf auch rückwirkend zu nähren und zu stärken.

3 Grundlagen für das Verständnis des energetischen Entwicklungsmodells als Synthese von West und Ost

Aus Sicht der Biomedizin wird die Entwicklung des Menschen bestimmt durch genetische, erfahrungsbedingte und selbstregulierende Faktoren. Aus Sicht der sino-japanischen Philosophie wird das Neugeborene in die Welt von *Yin* und *Yang* (s. S. 15) und den Fünf Wandlungsphasen geboren (s. S. 16). Diese können als Ausdruck eines energetischen Prozesses interpretiert werden, der bereits mit der Empfängnis beginnt, sich bis ins Erwachsenenalter entwickelt und auch im hohen Alter einer weiteren Wandlung unterliegt.

Auch als Erwachsene – sowie in unserer Rolle als Eltern – unterliegen wir einem energetischen Muster. Wir tragen alle unsere persönliche energetische Rezeptur in uns, die sich wiederum als Muster auf unsere Kinder auswirkt. Unsere Entwicklungsschritte in der Kindheit mit ihren energetischen Mustern haben also Folgen für nachkommende Generationen.

Im Folgenden stellen wir den Lesern einige Konzepte der sino-japanischen Medizin kurz vor, die für dieses Buch relevant sind – auch wenn sie Therapeuten dieser Medizinrichtung bereits bekannt sein dürften.

Das Konzept der Mitte

Die „Mitte" spielt im fernöstlichen Denken eine wichtige Rolle. Die Mitte – der Bauch – wird als Energiezentrum der Lebenskraft betrachtet, die sich in der Liebe zu sich selbst, in gesundem Selbstbewusstsein, Willenskraft und Lebensmut äußert. Das Konzept der Mitte findet sich z.B. in der chinesischen Medizin im Funktionskreis Milz/Magen, in der Japanischen Medizin im Hara und im Yoga in einem der sieben Energiezentren, dem Nabel-Chakra, wieder.

In der westlichen Sicht würde man die „Mitte“ mit der Aufrechterhaltung einer Homöostase, dem Zentriertsein, dem Gleichgewicht von Sympathikus und Parasympathikus in Verbindung bringen. Die Fähigkeit, immer wieder zu Maß und Mitte zurückzukehren, ist für die körperliche und seelische Gesundheit des Menschen unabdinglich.

Das Konzept des Energieflusses

Sobald ein Neugeborenes das Licht der Welt erblickt, muss das kleine Wesen schon mit vielen großen Veränderungen zurechtkommen, es muss sich neu orientieren, von der Schwerelosigkeit im Fruchtwasser zur Schwerkraft auf der Erde, von einem rundum Versorgtsein im mütterlichen Organismus zur eigenständigen Atmung und zur unabhängigen Blutzirkulation, vom sanften Druck und Umhülltsein in der Gebärmutter zum Gefühl des Ausgeliefertseins bei fehlender Begrenzung.

Woher kommen Kraft und Energie eines Neugeborenen, diese Herausforderungen nach der Geburt zu bewältigen? Die gleiche Frage gilt für den Erwachsenen, der im Lauf seines Lebens vor verschiedenen Aufgaben und Situationen steht, die das Leben bereithält. In der sino-japanischen Denkweise spielt die fließende Lebenskraft, das *Ki,* eine zentrale Rolle.

Ki

Im Bereich der Traditionellen Japanischen Medizin (TJM) wird der Begriff *Ki* (chin. *Qi*) mit Lebenskraft oder Lebensenergie übersetzt. Das chinesische Schriftzeichen *Qi* stellt einen Reistopf dar, aus dem Dampf aufsteigt (Abb. 3.1). *Qi* wird oft übersetzt mit Energie, Atem, auch Luft, Dampf, Hauch, Kraft etc.

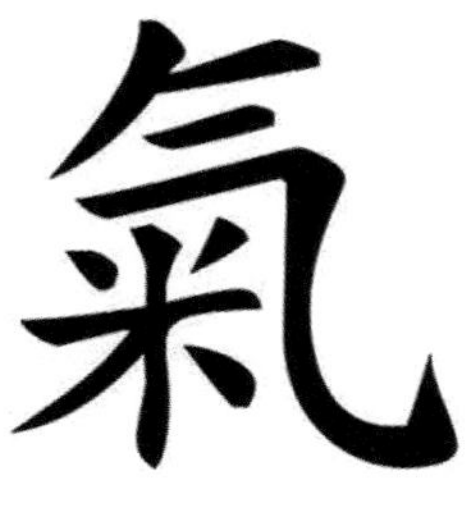

Abb. 3.1 Schriftzeichen *Qi*

Die Übersetzung ist ein Versuch, sich den Denkmodellen der modernen Medizin und denen anderer Kulturkreise anzunähern. Da wir nur unvollständige Quellen über die Bedeutung von *Ki* haben, ist der Begriff Energie letztendlich eine Interpretation unserer Zeit und unserer Kultur. Wie Wolfgang Michel sagt, enthält eine solche Übersetzung „unvermeidlich Aspekte und Konnotationen, die dem Denken chinesischer und japanischer Ärzte der Vergangenheit fremd waren" (Michel, persönliche Mitteilung).

Ki fließt in unserem Körper und steuert alle unsere Aktivitäten. Für die Gesundheit und Entwicklung ist es wichtig, dass *Ki* ungehindert fließen kann.
Der Begriff *Ki* findet sich in der Sprache der TJM in verschiedenen Wortzusammensetzungen wie *tenki* (Himmels-*Ki*) = Wetter, *byoki* (Krankheits-*Ki*) = krank usw. Auch im japanischen Alltag begegnet uns *Ki* auch heute noch, beispielsweise bei der Begrüßung *O genki desuka?,* was „Wie geht es dir?" bedeutet, wörtlich übersetzt aber „Wie geht es deinem *Ki?*" Akupunkteure und Shiatsu-Praktiker in Japan sagen: *Ki* kommt zuerst, Bewegung folgt.

Ki kann demnach als Impulsgeber für Entwicklung angesehen werden.

Meridiane

Ki fließt aus Sicht der sino-japanischen Medizin in Bahnen, die den ganzen Körper überziehen. Diese Bahnen sind die Meridiane. Sie stellen ein an der Oberfläche und in der Tiefe des Körpers weit verzweigtes und vernetztes System von Kanälen dar, in denen das *Ki* zu den Organen, den Muskeln und den Körperzellen fließt.

Exkurs

Das Bild der Kanäle geht auf die Bewässerungswirtschaft für den Reisanbau zurück. Damals bedienten sich die Menschen einiger Bilder, um den Körper und die Vorgänge darin besser zu verstehen. Anders als in der Getreideanbaugesellschaft führte das für den Reisanbau notwendige Kanalsystem zu einer Dorfgemeinschaft, aus der sich für die Menschen verschiedene Aufgaben und Strukturen entwickelten. Damit sämtliche Reisfelder einer Gemeinschaft ausreichend bewässert werden konnten, musste planvoll Hand in Hand gearbeitet werden. Ein gezieltes Leiten und Umleiten des Wassers gewährten eine optimale Bewässerung der Reisfelder.

Exkurs

Der Magen-Meridian hat wesentlich mehr Funktionen und Eigenschaften, als seine Beziehung zum Organ Magen vermuten lässt – ebenso, wie der Bäcker nicht nur durch seine Tätigkeit definiert werden kann. Denn liegt er mit Grippe im Bett, fällt er als Bäcker in der Bäckerei aus. Aber das ist nicht alles, denn auch als Trainer der Fußballjugend kann er diese aufgrund der Grippe nicht trainieren. Ebenso fehlt seine Tenorstimme im Kirchenchor, und seine Kinder kann er auch nicht in die Schule fahren. Konzentriert man sich nur auf das Bild des Bäckers als Bäcker, dann würde man komplett übersehen, wo – bedingt durch seine Grippeerkrankung – noch weitere Lücken entstehen. Das gleiche gilt, wenn man den Magen-Meridian auf seine Beziehung zum Organ Magen reduziert.

Beim Menschen spiegelt sich dieses Kanalsystem im Meridian-System wider (Zwölf Haupt-Meridiane, Acht außerordentliche oder Sonder-Meridiane etc.). Auf jeder Körperseite gib es sechs *Yin-* und sechs *Yang*-Meridiane (s. S. 15). In den *Yin*-Meridianen fließt die Energie von unten nach oben, in den *Yang*-Meridianen von oben nach unten.

Mit einer Ausnahme (*San-Jiao*/Dreifacher Erwärmer) sind die Zwölf Haupt-Meridiane nach einem Organ benannt, das eine gewisse Beziehung zu dem jeweiligen Meridian hat: Dünndarm-, Dickdarm-, Gallenblasen-, Nieren-Meridian usw. Diese Bezeichnungen beziehen sich jedoch nicht nur auf die Anatomie und Physiologie des entsprechenden Organs, sondern auch auf das, was in der TCM-Literatur als „Funktionskreis“ bezeichnet wird. Ein bildlicher Vergleich mag dies verdeutlichen (s. Exkurs oben).

Neben den Zwölf Haupt-Meridianen sind die Acht außerordentlichen oder Sonder-Meridiane (Leitbahnen) für die Entwicklung des Menschen von besonderem Belang. Auf zwei außerordentliche Meridiane – *Du Mai* und *Ren Mai* – werden wir weiter unten näher eingehen (s. S. 16).

Die Meridiane bilden ein Netzwerk, das der Kommunikation im gesamten Körper dient. Sie verbinden die Körperoberfläche mit dem Körperinneren, die obere mit der unteren Körperhälfte und die rechte mit der linken Seite. Meridiane können stimuliert werden, wodurch der Fluss des *Ki* beeinflusst werden kann. Behandlungsmethoden wie Shiatsu, Akupunktur, Shōnishin, Tuina, Akupressur, Akupunktmassage u.a. machen sich dieses Konzept zunutze (s. Kap. 10–12).

Yōki

Dass *Ki* kein alleinstehender Begriff ist, haben wir bereits erläutert. Im Hinblick auf die Entwicklung des Menschen trifft dies auch auf den Begriff *Yōki* zu. Das Schriftzeichen *Yōki* 養気 bedeutet im Japanischen „das *Ki* pflegen oder nähren, auch großziehen, entwickeln und kultivieren". Der Begriff unterstreicht damit die zentrale Rolle, die *Ki* für Entwicklung und Gesundheit bei Kindern wie auch bei Erwachsenen spielt. Darüber schrieb der japanische Philosoph und Arzt Kaibara Ekiken (1630–1714) in seinem Alterswerk „Regeln zur Lebenspflege" *(Yōjōkun)*.

In weiteren Schriften hat er sich mit den Themen Kindererziehung und Gesundheitspflege auseinandergesetzt, wobei er den Begriff *Yōki* sehr häufig benutzt. In seinem Werk warnt er davor, dass Störungen im *Ki*-Fluss zu Krankheiten führen, weshalb alles darauf ausgerichtet sein sollte, das *Ki* zu pflegen und vor Schädigung durch „äußere Übel" und auch übermäßige „innere Begierden" zu bewahren. Er betont die Wichtigkeit von Ernährung, körperlichen Übungen, Atemübungen, Selbstkontrolle und Selbstkultivierung, gibt aber auch Anweisungen zur Lebensführung.

Ekikens Lebenspflege spielt in der modernen japanischen Gesellschaft wegen seiner leicht verständlichen Lebensregeln auch heute noch eine Rolle. Im Internet schreiben japanische Ärzte Blogs über Ekikens Regeln und ihren Nutzen in der heutigen Gesellschaft. Ekikens Lebenspflege lässt sich nicht nur auf Erwachsene, speziell alte Menschen, sondern auch auf Kinder und Babys anwenden. In seiner „Anleitung zur japanischen Art für Kinder" *(Wazoku dōji kun)* fordert er zum Beispiel, dass man den Spieltrieb von Kindern akzeptieren und nicht als störend empfinden sollte (Ekiken 1942).

Ekikens Verständnis von Lebenspflege kommt dem energetischen Konzept, das in diesem Buch beschrieben wird, sehr nahe. Auch wir verstehen sein Konzept der „Lebenspflege" im Sinne von Entwicklungspflege: *Yoki* bedeutet, dass *Ki* als Initialzündung und Taktgeber für die Entwicklung des Menschen – vom Neugeborenen bis zum Hochbetagten, also lebenslang – genährt und gepflegt werden muss und kann, damit die jedem Menschen innewohnenden Potenziale zur Entfaltung kommen.

Das Konzept von *Yin* und *Yang*

Im *„Ling Shu"*, einem Grundlagentext der chinesischen Medizin, steht im 8. Kapitel, dass ein Mensch aus der Verbindung der Himmels-Energie – der Essenz des Mannes (Samen) – und der Erd-Energie – der Essenz der Frau (Ei) – entsteht. Dazu bedarf es Wirk- und Wachstumskräften. In der sino-japanischen Denkweise sind dies die Polaritäten *Yin* und *Yang*, zusammenwirkende und sich gegenseitig ergänzende Kräfte. Aus dem Zusammenspiel dieser beiden Kräfte, wie im Symbol der Monade dargestellt (Abb. 3.2), ergibt sich Wandel, Bewegung und gegenseitige Durchdringung.

Alles, was Kraft aufnimmt und sammelt, gehört zum Prinzip *Yin*. *Yang* dagegen geht nach außen und verbraucht jene Energie, die für Wachstum erforderlich ist.

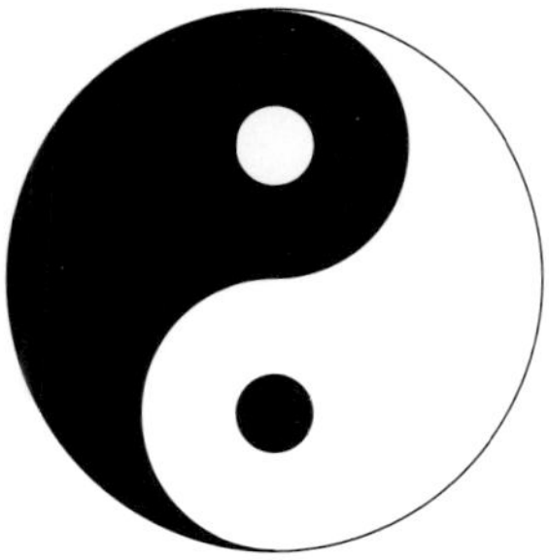

Abb. 3.2 *Yin-Yang*-Symbol:
Das weiße *Yang* (hell, hoch, hart, heiß, positiv, aktiv, bewegt, männlich) und das schwarze *Yin* (dunkel, weich, feucht, kalt, negativ, passiv, ruhig, weiblich) stehen sich gegenüber und ergänzen sich.

Exkurs

Für den Embryologen Erich Blechschmidt sind die Entwicklungsbewegungen des Embryos Gestaltbewegungen. Örtlich verschiedene Differenzierungen von Zellen – in Körperregionen oder Organen – sind nach Blechschmidt Ausdruck von Gestaltbewegungen durch Gestaltungskräfte im energetischen Sinn. Diese Kräfte sind keine chemisch fassbaren Gestaltungsstoffe. Um welche Kräfte es sich hierbei handelt, kann uns die Embryologie nicht sagen, lediglich, dass es solche (Gestaltungs-)Kräfte geben muss. Das *Yin-Yang*-Prinzip könnte solchen Gestaltungskräften vom befruchteten Ei zum Embryo entsprechen (Blechschmidt 2012).

Ren Mai und *Du Mai* als Ausdruck der *Yin*- und *Yang*-Energien

Auf Meridian-Ebene übertragen bildet die Vereinigung der im „*Ling Shu*" beschriebenen Himmels- und Erd-Energie die Voraussetzung für die daraus entstehenden energetischen Gefäße, die außerordentlichen Meridiane. Einer der außerordentlichen Meridiane, *Ren Mai* (Konzeptionsgefäß), gilt als Sammelgefäß der *Yin*-Energie, ein anderer, *Du Mai* (Gouverneursgefäß), als das Sammelgefäß der *Yang*-Energie.

Die Funktionen von *Du Mai* und *Ren Mai* lassen sich mit der Aktivität von Sympathikus und Parasympathikus des vegetativen Nervensystems in der westlichen Medizin vergleichen. Das vegetative Nervensystem ist mit der Entwicklung des parasympatischen *Nervus vagus* bereits in der vierten bis fünften Embryonalwoche angelegt (Sadler 1998, Trepel 2008). Es gibt klinische Hinweise darauf, dass der Stresslevel der Mutter in dieser Zeit der Schwangerschaft durch körperliche oder seelische Belastungen (Sympathikus) Auswirkungen auf den Embryo haben kann. So konnte ab der 9. Schwangerschaftswoche die Aktivität des vegetativen Nervensystems beim Embryo nachgewiesen werden: Erhöhte Aktivität des Sympathikus bei der Mutter (z.B. durch Stress) führte beim Embryo zu einem sympathisch bedingten Anstieg der Herzfrequenz (Moro-Äquivalent) (Wyke 1975).

Das kann als Zeichen gewertet werden, dass zwischen der Mutter und dem Ungeborenen über *Yin* (*Ren Mai* – Parasympathikus) und *Yang* (*Du Mai* – Sympathikus) eine Bindung besteht.

Die Fünf Wandlungsphasen

Die Lehre der Fünf Elemente bzw. der Fünf Wandlungsphasen ist in der traditionellen chinesischen Philosophie verankert und eine weitere Grundlage der sino-japanischen Medizin. Danach lassen sich die Naturphänomene in fünf Elemente aufteilen, die nicht statisch sind, sondern einer ständigen Änderung und Umwandlung unterliegen. Durch die zyklische Anordnung der Elemente im Uhrzeigersinn (Abb. 3.3) beeinflussen sie einander.

Die fünf Elemente – Holz, Feuer, Erde, Metall und Wasser – beinhalten Entsprechungen von kosmischen, physischen und psychischen Phänomenen. So kann in allen Naturerscheinungen wie auch beim Menschen die Wirkung der gleichen Kräfte und Gesetze beobachtet werden. Die Wandlungsphasen repräsentieren den ewig währenden Kreislauf von *Yin* und *Yang,* den wir auch durch den Lauf der verschiedenen Jahreszeiten wahrnehmen.

Jeder Wandlungsphase sind – mit einer Ausnahme – zwei Meridiane zugeordnet; bei der Wandlungsphase Feuer sind es vier Meridiane.

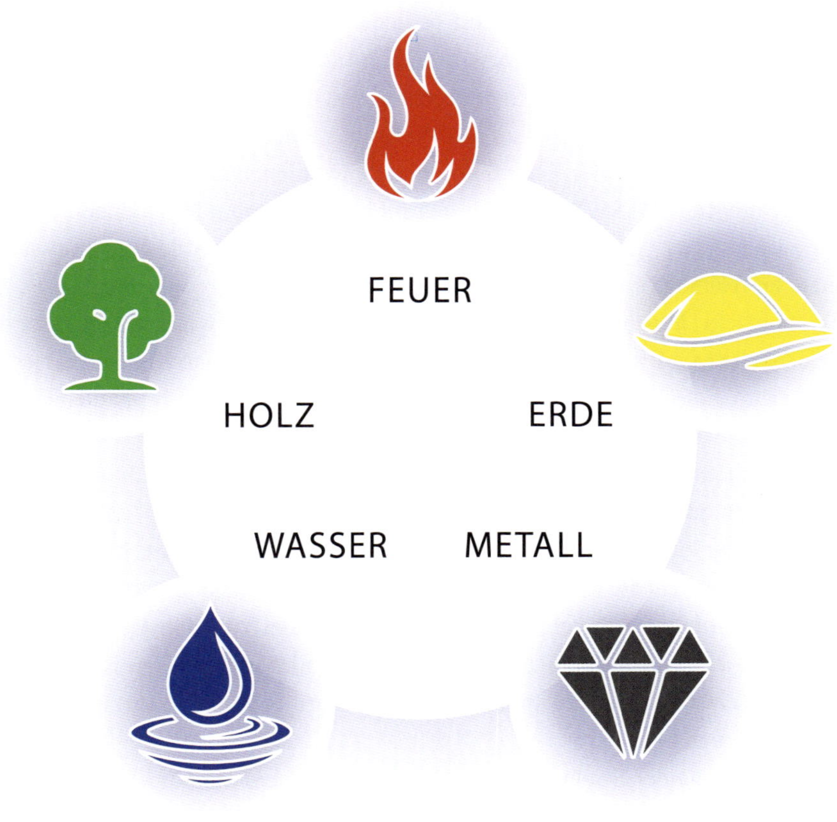

Abb. 3.3 Kreisförmige Anordnung der Fünf Wandlungsphasen

4 Menschenkinder sind Frühgeborene

Im Abschnitt „Innehalten und Würdigung des Vollbrachten“ haben wir bereits angedeutet, dass die Geburt einen Übergangsprozess darstellt. Im Folgenden beschreiben wir, mit welchen Herausforderungen das Neugeborene in den ersten Lebensmonaten konfrontiert ist und wie diese aus west-östlicher Sichtweise erklärt werden können.

Der intrauterine Reifungsprozess und damit auch die Reifung des vegetativen Nervensystems findet eine jähe Unterbrechung mit der Geburt. Wegen des – im Vergleich zu anderen Säugetieren – zu großen Kopfes aufgrund der Größe des Gehirns und wegen des im Lauf der Evolution schmal gewordenen Beckens der Frau ist für das Baby um die 40. SSW herum der letztmögliche Zeitpunkt, den engen Geburtskanal zu passieren. Manche Experten sagen, dass die Geburt deswegen etwa drei Monate zu früh stattfindet (Renz-Polster 2009).

Im Lauf der Jahrtausende verlief unsere kulturelle Entwicklung in rasendem Tempo, doch das gilt nicht für unsere biologische Evolution: Unser zentrales Nervensystem ist über die Jahrtausende nahezu unverändert geblieben, obwohl die neue, von uns geschaffene Umwelt unser „altes“ Nervensystem massiv beeinflusst. Trotzdem hat sich daran nichts geändert, dass bis heute jedes Neugeborene nicht nur als Frühchen, sondern quasi als Steinzeitbaby das Licht der Welt erblickt.

Aber unsere kulturellen Gepflogenheiten berücksichtigen diesen Umstand nicht, und wir finden hierin die Ursachen für viele Probleme, die auf den Verlauf des Lebens Auswirkungen haben können. So soll das Baby schon früh selbstständig werden, obwohl dies in der frühkindlichen Phase noch gar nicht vorgesehen ist. Da es sich noch nicht selbst regulieren kann, müssen die Eltern bzw. die Bezugsperson diese Aufgabe übernehmen.

Die Bedeutung der Bindung zeigt sich schon in diesem Stadium: Die Befindlichkeit der Bezugsperson wirkt sich auf die sich entwickelnde Regulationsfähigkeit des Kindes unterstützend oder hemmend aus. Um das Baby vor schädlichen Einflüssen von außen zu schützen, müssen die Eltern eine Pufferfunktion zur Außenwelt ausüben, bis das Baby erste Strategien der Selbstregulation entwickelt hat – was meist um den dritten Monat herum geschieht.

Durch die Abnabelung von der Mutter ist die automatische Versorgung des Neugeborenen gekappt und damit sein Weiterleben im evolutionären Sinne bedroht. Nur die Umstellung auf ein eigenständiges Herz-Kreislauf-System, nur die Fähigkeit einer selbstständigen Atmung, nur seine existenzsichernden frühkindlichen Reflexe, nur eine ausgeprägte Sympathikusaktivität und letztendlich nur die intensive Fürsorge der Bezugsperson sichern das Überleben. Trotz seines kleinen Körpers, aber durch die gerade entfalteten Lungen hat das Neugeborene jetzt die Fähigkeit, so laut und so ausdauernd zu schreien, dass in der Regel eine sofortige Reaktion erfolgt und die Bezugsperson den Bedürfnissen des Babys nachkommt.

Die ersten drei Monate: Bindung und Abnabelung

In den ersten drei Monaten braucht ein Baby weiterhin alle Sicherheiten, die es intrauterin erfahren hat, wie z.B. die Sicherheit, dass jemand da ist, der sich jederzeit um das Baby kümmert. Aus dieser Sicherheit heraus kann es in sich und in der Welt ankommen. Die Erfahrung, jederzeit versorgt zu sein, sowie die taktilen Reize durch liebevolle Berührung und Nähe – das sind Faktoren, die dazu führen, dass der parasympathische Anteil des vegetativen Nervensystems heranreifen kann. Sympathikus und Parasympathikus lernen sich allmählich aufeinander einzustellen.

Allerdings sieht unsere heutige Lebenswirklichkeit oft anders aus und stellt besondere Anforderungen an uns. Viele Menschen befinden sich – aus welchen Gründen auch immer – in einem sympathikotonen Zustand, was auch für junge Mütter gilt. Beim Baby, das aus Überlebensstrategien heraus in den ersten Monaten schon unter einer ausgeprägten Sympathikusaktivität steht, führt ein sympathikotoner Zustand der Mutter zu einer Verstärkung dieser Sympathikusaktivität. Dies kann sich bei der Entwicklung der Bindung zwischen Mutter und Kind störend auswirken, zum anderen aber auch dazu führen, dass sogenannte frühkindliche Reaktionen nicht integriert werden. Das heißt, dass die Reifung und Hemmung (Integration) frühkindlicher Reaktionen nicht vollständig gelingen, was im ersten Lebensjahr aber der Fall sein sollte.

Am Beispiel der Moro-Reaktion lässt sich das sehr gut beobachten. Ausgelöst durch akustische oder optische Reize (Lichtreize) und Lageveränderungen kommt es zu einer Sympathikusstimulation und damit zur Moro-Reaktion. Das Neugeborene beantwortet diese Reize durch eine Streck- und anschließende Umklammerungsbewegung der Extremitäten. Dabei kommt es zu einer Ausschüttung von Stresshormonen mit Anstieg der Atemfrequenz, Beschleunigung des Herzschlags, Anstieg des Blutdrucks und Rötung der Haut. Die Moro-Reaktion ist damit beim Baby der früheste Ausdruck von Angst und die erste Reaktion auf eine Gefahr, was beim Neugeborenen für das Überleben von zentraler Bedeutung ist.

Entwickelt sich diese Reaktion jedoch bis zum vierten Lebensmonat nicht zurück und besteht weiterhin, dann kann sie die emotionalen Reaktionsmuster und die jeweilige Stressschwelle eines Individuums ein Leben lang mitbestimmen. Unbekannte oder überraschende Sinneseindrücke und Situationen lösen dann wegen der erhöhten Freisetzung der Stresshormone Adrenalin und Cortisol immer wieder „unreife", dem Anlass nicht angemessene Überreaktionen aus. Es kommt zur Aktivierung des sympathischen Nervensystems und damit zur Beeinflussung der Stressschwelle, so dass Betroffene auch im späteren Leben seelisch und körperlich an der Schwelle zu Kampf- oder Fluchtreaktionen und damit in ständiger Alarmbereitschaft sind. Als Folge dieser ausgeprägten Sympathikusaktivität werden das ADS, das ADHS und die Folgen eines nicht behandelten KiSS-Syndroms (sog. KIDD-Syndrom) diskutiert, die sich als Lern- und Konzentrationsstörung, als Koordinations- oder Wahrnehmungsstörung äußern und sich auf das spätere Leben auswirken können.

Hier zeigt sich die Bedeutung eines frühzeitigen Bindungsaufbaus zwischen Mutter und Kind. Doch nur wenn es der Mutter gut geht, geht es auch dem Kind gut. Das *Ki* muss fließen – bei Mutter und Kind (Abb. 4.1).

Die Selbstfürsorge der Mutter oder Bezugsperson ist die Basis jeder starken Familie. Denn nur, wenn ihre Grundbedürfnisse wie Selbstbestimmung, Respekt in der Familie und in der Arbeit, Ruhe und Erholung erfüllt sind, kann die Mutter oder die Bezugsperson die Gelassenheit entwickeln, die Kindern ein gutes Aufwachsen ermöglicht.

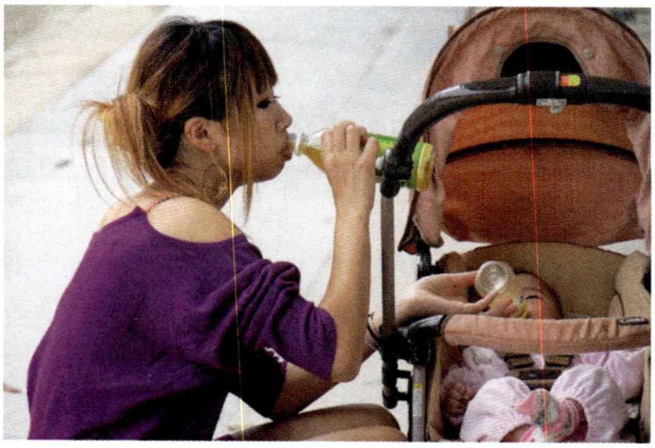

Abb. 4.1 Mutter und Kind geht es gut

Damit sich aber das Neugeborene auch außerhalb des Mutterleibs geborgen fühlt, ist es wichtig, dass die beiden außerordentlichen Meridiane *Ren Mai* und *Du Mai* stimuliert werden. Dies findet bereits durch den Geburtsvorgang statt, doch nach der Geburt liegt die Stimulation in den Händen der Eltern oder der Bezugsperson.

Während der *Ren Mai* für die Bindung zwischen Bezugsperson und Baby sorgt, lässt der *Du Mai* das Neugeborene die Abnabelung gut überstehen. Durch Zuwendung, Körperkontakt, Streicheln und Kuscheln erfahren beide außerordentlichen Meridiane eine Stimulation.

Fehlt eine solche Stimulation, z.B. bei Vernachlässigung oder wenn Eltern die Signale ihres Kindes nicht verstehen, oder ist diese nicht ausreichend, dann können Techniken, wie beispielsweise aus dem BabyShiatsu® (Kap. 9), zur Anwendung kommen und dazu beitragen, dass die Bindung gefördert und gestärkt wird, was manchmal vielleicht sogar spontan erfolgt: Man streicht mit der Hand mit sanftem Druck am Rücken des Babys entlang des *Du Mai,* vom Steißbein entlang der Wirbelsäule nach oben bis zum Nacken, und weiter über den Kopf und die Nase bis zur Oberlippe, und auf der Vorderseite am Bauch entlang des *Ren Mai* vom Schambein nach oben bis zur Unterlippe (Abb. 4.2).

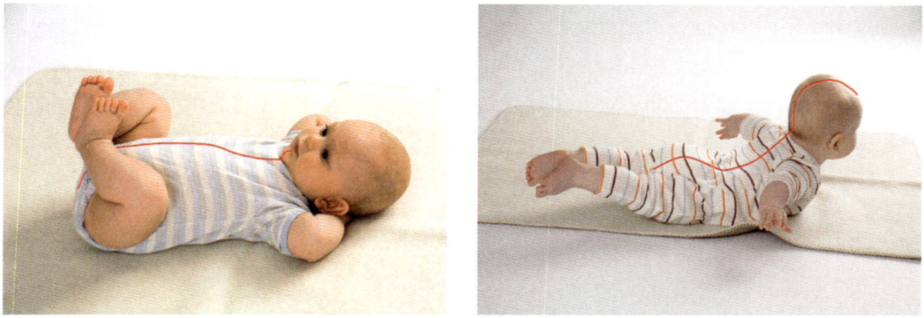

Abb. 4.2 Verlauf des *Ren Mai* auf der Körpervorderseite und des *Du Mai* auf der Rückseite

Nach dem dritten Monat: Bindungs- und Explorationsverhalten

Haben Eltern und Baby die ersten drei bis vier Monate – eine für das Baby herausfordernde Zeit – gemeistert, dann kann sich das Baby sicher fühlen. Dann ist es so weit, seine Aufmerksamkeit stärker auf seine Umgebung zu richten und sie neugierig zu erkunden. Es ist der angeborene Drang, sich aktiv mit der Umwelt zu beschäftigen und alle Dinge kennenzulernen, die für das spätere Leben wichtig sind.

Zwei vermeintlich gegensätzliche Pole kommen nun zum Ausdruck. Der eine Pol steht für die Nähe zur Bezugsperson und das Tanken von Kraft. Hat das Baby diese Bedürfnisse gestillt, wird der andere Pol aktiv: Der kleine Krabbler wagt sich nun hinaus in die Welt.

Die emotionalen und sozialen Bedürfnisse eines Babys oder eines Kleinkindes werden also von zwei inneren Antriebskräften bestimmt, die seinen Verhaltensweisen zugrunde liegen – dem Bedürfnis nach Abgrenzung und dem Bedürfnis nach Nähe. Die besondere Rolle, die die beiden Pole für die frühkindliche und kindliche Entwicklung spielen, zeigen die in den letzten Jahrzehnten gewonnenen Erkenntnisse aus der Forschung (Fabienne-Becker 2018) über das Bindungs- und Explorationsverhalten. Eine sichere Bindung mit der Bezugsperson stellt demnach eine wesentliche Voraussetzung für das Kind dar, um sich von dieser zu lösen und selbstständige Erkundungen unternehmen zu können (Spangler, Zimmermann 2019).

Der beste Start ins Leben des Kindes ist die sichere Bindung, gefolgt vom Erwerb der Eigenständigkeit. Beides sind Grundbedürfnisse des Menschen.

Sich auf Mama oder Papa mit seinen Bedürfnissen verlassen zu können und verstanden zu werden, führt zu einem Gefühl von Sicherheit und Geborgenheit. Babys und auch größere Kinder brauchen also das Feingefühl ihrer Eltern, damit diese ihre Bedürfnisse erkennen und erfüllen können. Der Pionier der Bindungsforschung, der britische Kinderarzt und Kinderpsychiater Bowlby (2017), spricht vom emotionalen Band, das ein psychosoziales Grundgerüst des ersten Entwicklungsabschnittes im Leben des Menschen bildet. Dazu gehört, dass die Mutter oder die Bezugsperson über großes Einfühlungsvermögen verfügt, intensiven Körperkontakt pflegt und sich durch Präsenz und Zuverlässigkeit auszeichnet.

Vom energetischen Aspekt her setzt das Zusammenspiel von Bindung und Exploration voraus, dass *Ren Mai* und *Du Mai* sich frei entfalten können. Der *Ren Mai,* der auf der Körpervorderseite verläuft, erfährt in der sensiblen Phase der ersten Kontaktaufnahme eine besondere Stimulation, die als „Bonding“ bezeichnet wird. Bei einer unkompliziert verlaufenden Geburt hat dies bestenfalls unmittelbar nach der Entbindung, wenn das Neugeborene auf die nackte Brust der Mutter und/oder der Bezugsperson gelegt wird, stattgefunden und bildet die Grundlage einer stabilen Bindung zum Kind. Aber auch wenn ein Kontakt nicht gleich in den ersten Lebensminuten auf diesem Weg beginnen konnte, auch wenn die Geburt ein Kaiserschnitt war, kann der Bonding-Prozess trotzdem gelingen, denn Bonding ist kein Moment, sondern ein Prozess, der die Grundlage bildet, wie ein Kind in Zukunft mit Gefühlen umgeht, Beziehungen zu anderen empfindet und ein Urvertrauen schafft.

Der *Ren Mai* gibt also einen wichtigen Entwicklungsimpuls und bildet die Grundlage für das spätere Bindungsverhalten des Kindes.

Während das Bindungsverhalten energetisch durch den *Ren Mai* mit seinen *Yin*-Eigenschaften gesteuert wird, wie z.B. in Kontakt gehen, um den „Bindungstank“ aufzufüllen, bestimmt der *Du Mai* mit seinen *Yang*-Eigenschaften das Explorationsverhalten – die für *Du Mai* ebenfalls verwendete Bezeichnung „Lenkergefäß“ weist darauf hin. So zeigt ein Kind verstärkt dann exploratives Verhalten, wenn es sich sicher ist, dass die Bindungsperson jederzeit verfügbar ist. Das ist dann der Fall, wenn *Du Mai* und *Ren Mai* in Einklang miteinander sind. Das Kind kann jederzeit zur Bindungsperson zurückkehren, von ihr umarmt werden und sich dadurch willkommen und beschützt fühlen. Aufgetankt mit Energie kann es sich nun Neuem zuwenden. Ist der *Ren Mai* durch die Umarmung ausreichend genährt, dann kann der *Du Mai* wieder aktiv werden und mit der Exploration beginnen.

Bindung ermöglicht Exploration und umgekehrt.

Aus der Bindungsforschung wissen wir, dass Kinder, die ein Missverhältnis zwischen Bindungs- und Explorationsverhalten aufweisen, in ihrer Entwicklung später häufig negative Auffälligkeiten im Sozialverhalten zeigen: Sie sind ängstlich, unsicher und übervorsichtig, vermeiden soziale Kontakte und zeigen oft ein apathisches Verhalten, das durch Zuwendung nicht beeinflussbar ist. Auch stehen Kinder mit übermäßigem Explorationsverhalten häufig unter erhöhtem Stress, weil ihnen die Möglichkeit zum „Auftanken“ fehlt. Dies kann sich in erhöhter Körperspannung oder leichter Irritierbarkeit zeigen.

Bindung und Exploration und die außerordentlichen Meridiane *Ren Mai* und *Du Mai* sind miteinander verflochten und beeinflussen sich gegenseitig. Kenntnisse dieser Zusammenhänge sind von großer Bedeutung, damit der Erwachsene Verständnis für das Kind aufbringen kann. Darauf basieren auch die beiden japanischen Behandlungsmethoden BabyShiatsu® und Shōnishin, die nadellose Akupunktur bei Kindern. Beide Verfahren bieten adäquate Unterstützung für Kind und Eltern, da sie den zuständigen Meridianen die Reifung und Nachreifung ermöglichen (s. Kap. 9).

Die vier Entwicklungsebenen von der Geburt bis ins Erwachsenenalter

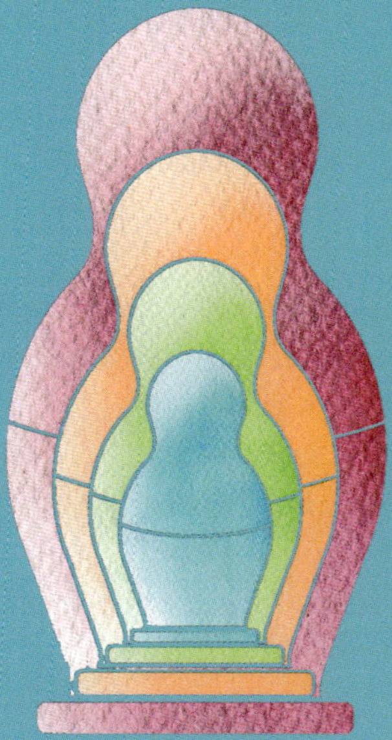

Die Grundlagen für die individuelle Reaktion auf äußere und innere Einflüsse werden schon vor der Geburt und in den ersten Wochen und Monaten danach gelegt. Es ist die Zeit der frühkindlichen Prägung. Die Lebens- und Entwicklungsthemen in den im Folgenden beschriebenen Entwicklungsebenen bilden den Grundstein. Sie begleiten den Menschen ein Leben lang. Je nachdem, wie er sich entwickeln konnte, reagiert der Mensch auf seine ihm eigene Weise auf die Herausforderungen im Leben. Und ob sich die sensorischen, emotionalen und energetischen Lebens- und Entwicklungsthemen in vollem Umfang entfalten können oder nicht, hängt davon ab, ob auch die vorangehenden Entwicklungsschritte vollzogen werden konnten, was wiederum die nachfolgenden Entwicklungsschritte beeinflusst.

Es ist eine Bereicherung, die Schnittstellen bzw. Übereinstimmungen zwischen Neurowissenschaft, Entwicklungspsychologie, Entwicklungsphysiologie einerseits und der sino-japanischen Medizin andererseits in ihrem Zusammenspiel zu erkennen und zu berücksichtigen, um die Lebens- und Entwicklungsthemen als „Ergebnis" der Entwicklungsschritte zu verstehen und etwa mit den Verfahren der japanischen Medizin zu beeinflussen.

Ein allgemein gültiges Entwicklungsprinzip besagt, dass sensorische, emotionale und energetische Entwicklung in Schritten stattfindet und dass jeder Entwicklungsschritt auf den vorherigen aufbaut. Betrachten wir die Entwicklung von Geburt bis zum Erwachsensein, dann vollzieht sich

- der erste große Entwicklungsschritt vom völligen Ausgeliefertsein als Neugeborenes über das Vierfüßler-Dasein bis zum freien Laufen (Kap. 5),
- der zweite vom freien Laufen bis zur Schulfähigkeit (Kap. 6),
- der dritte von der Schulfähigkeit zum Erwachsenen (Kap. 7),
- die vierte energetische Entwicklungsebene: die Erwachsenenzeit (Kap. 8).

Diese Entwicklungsschritte haben jeweils ihr energetisches Äquivalent, ihre energetische Entwicklungsebene, die im Folgenden näher betrachtet werden.

5 Die erste energetische Entwicklungsebene: Von der Geburt zum freien Laufen

Die Drei Meridian-Familien

Zum Zeitpunkt der Geburt sind die Zwölf Haupt-Meridiane zwar angelegt, doch sie haben sich noch nicht ausdifferenziert und besitzen nicht die uns bekannten Meridian-Eigenschaften. Die Annahme, dass bei Kindern die Meridiane noch unreif sind, finden wir bereits in japanischen Werken und Büchern aus der Edo-Zeit (Beginn des 17. bis Mitte 19. Jahrhundert).

Damit die Meridiane ihre Funktion entfalten können, brauchen sie Entwicklungsreize. Ein erster Entwicklungsreiz ist der Geburtsvorgang. Das Neugeborene hat sich nun mit der Schwerkraft auseinanderzusetzen. Unter Einwirkung der Schwerkraft erhalten motorische wie auch energetische Muster einen Impuls, der für ihre Entwicklung richtungsweisend ist: Aus der Entwicklungsphysiologie wissen wir, dass die motorische Entwicklung des Babys von kranial (kopfwärts) nach kaudal (fußwärts) verläuft. Diese Entwicklungsrichtung ist auch auf die Bewegung von *Ki* übertragbar.

Die zwölf angelegten Haupt-Meridiane bilden zunächst einen undifferenzierten Meridian-Pool (Abb. 5.1), aus dem sich innerhalb der Areale auf der jeweiligen Körperseite eine Gruppe unreifer Meridiane – eine *Meridian-Familie* – formiert. Aufgrund ihrer Lokalisation am Körper werden die Familien als vordere, hintere und seitliche Familie bezeichnet (Abb. 5.2a–c).

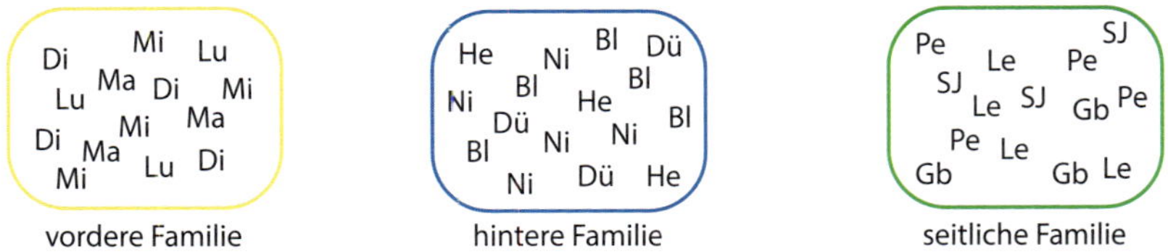

Abb. 5.1 Die drei Meridian-Pools.

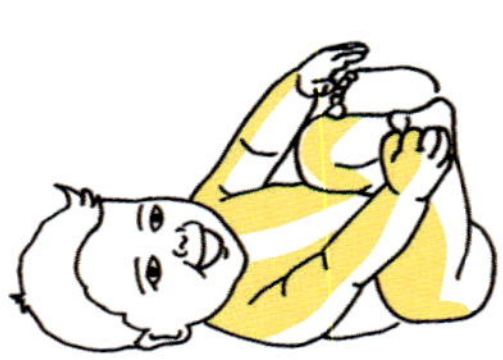

Abb. 5.2a Areal der vorderen Familie (gelb)

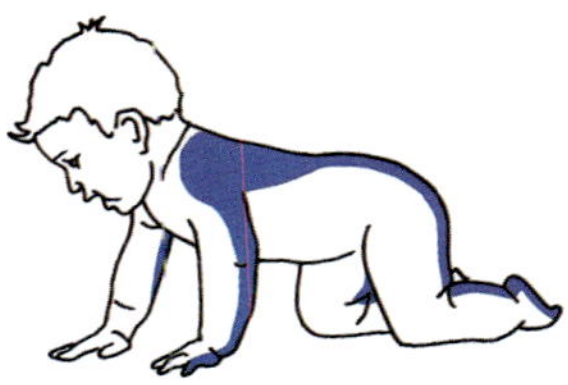

Abb. 5.2b Areal der hinteren Familie (blau)

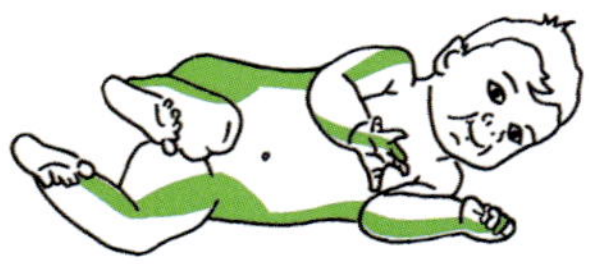

Abb. 5.2c Areal der seitlichen Familie (grün)

In dieser frühen Lebensphase existieren demnach die Meridiane noch nicht als Einzel-Meridiane und haben somit auch noch keine individuelle Funktion. Vielmehr sprechen, bildlich ausgedrückt, alle drei Meridian-Gruppen mit einer Stimme. Dabei hat jede dieser drei Gruppen ihre speziellen Lebens- und Entwicklungsthemen (s.u.).

Als „Lebensthemen" bezeichnen wir frühkindliche Themen, die als Grundmuster lebenslang Bestand haben. „Entwicklungsthemen" sind Themen eines Entwicklungsschrittes, die zu einem bestimmten Zeitpunkt zu erwarten sind.

Es werden also bereits in den ersten Wochen und Monaten unseres Lebens die Weichen gestellt, wie wir uns später durchs Leben bewegen und durch welche Brille wir die Welt betrachten oder, wie es SCHOPENHAUER (1851) ausdrückte:

„Bei gleicher Umgebung lebt doch jeder in einer anderen Welt."

In dieser Frühphase wird das Fundament gebildet, auf dem die weitere energetische Entwicklung stattfindet. Indem wir die drei Meridian-Gruppen als *Meridian-Familien* bezeichnen, sollen ihre gemeinsamen Eigenschaften und Funktionen hervorgehoben werden.

Die Lebens- und Entwicklungsthemen der drei Meridian-Familien lauten: Mitte – Aufrichtung – Rotation/Flexibilität.

In der frühkindlichen Phase angelegt entwickeln sie sich in ihrer vielfältigen Ausprägung weiter bis zum Erwachsensein. Sie bilden die Kraftquellen des Lebens.

Für eine optimale Entwicklung muss schon dem Neugeborenen der Erfahrungsraum zur Entfaltung seiner drei Meridian-Familien geboten werden. Je ungestörter diese sich entfalten können, umso sicherer wird das Kind im Lauf seines Lebens um seine Mitte schwingen können. Und je besser es um seine Mitte schwingen kann, ohne die Balance zu verlieren, umso mehr kann es Herausforderungen und Stolpersteine des Lebens meistern.

Die drei sensomotorischen Entwicklungsschritte der ersten Entwicklungsebene

Damit ein harmonisches Fließen von *Ki* gewährleistet ist, müssen die angelegten Meridiane von Anfang an ihrem Entwicklungsplan folgen können. Davon ausgehend, dass *Ki* der Motor und Taktgeber für die motorische Entwicklung ist, möchten wir mit einem Überblick über die sensomotorische Entwicklung in den ersten zwölf Monaten beginnen.

Unterteilt man das erste Lebensjahr in vier Quartale, so kann bei einer ungestörten Entwicklung davon ausgegangen werden, dass spätestens nach jedem Quartal die nachfolgend beschriebenen Entwicklungsschritte mit den entsprechenden Grundthemen zu erwarten sind. Diese Entwicklungsschritte werden auch in der westlichen Medizin herangezogen (Hellbrügge 1973).

Finden der Mitte

Bis zum Ende des **1. Quartals** kann das Baby auf dem Rücken liegend seine Hände und Füße über der Körpermittellinie zusammenführen und damit den sogenannten Hand-Hand- und Fuß-Fuß-Kontakt durchführen (Abb. 5.3).

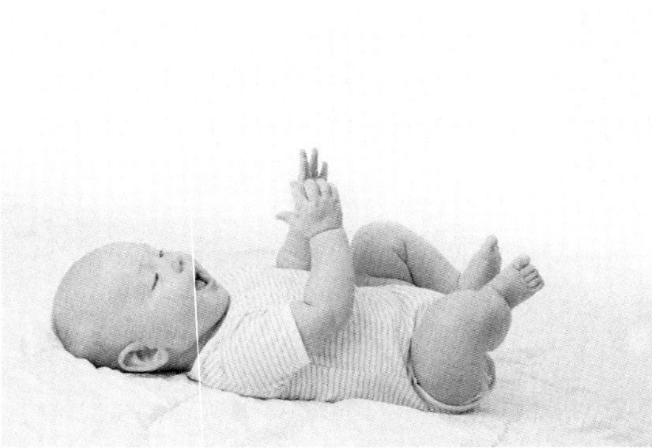

Abb. 5.3 Hand-Hand- und Fuß-Fuß-Kontakt

Rotation

Erste Rotationsbewegungen finden bereits beim Neugeborenen statt. Gegen die Schwerkraft versucht es, seinen Kopf von der einen Seite zur anderen Seite zu bewegen. Die Ausprägung der Rotation findet Ende des **2. Quartals** statt. Nun kann das Baby, auf dem Rücken liegend, die Füße in die Hände nehmen – sogenannter Hand-Fuß-Kontakt (Abb. 5.4a). Mit seinen Händen kann es die Körpermittellinie überkreuzen. Es dreht sich vom Rücken auf den Bauch (Abb. 5.4b), etwas später vom Bauch auf den Rücken.

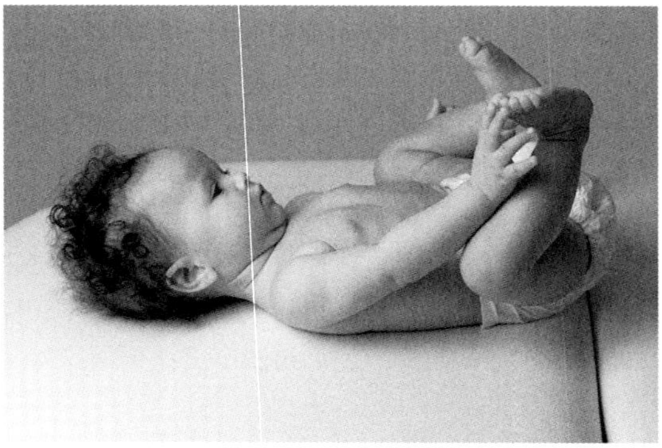

Abb. 5.4a Hand-Fuß-Kontakt

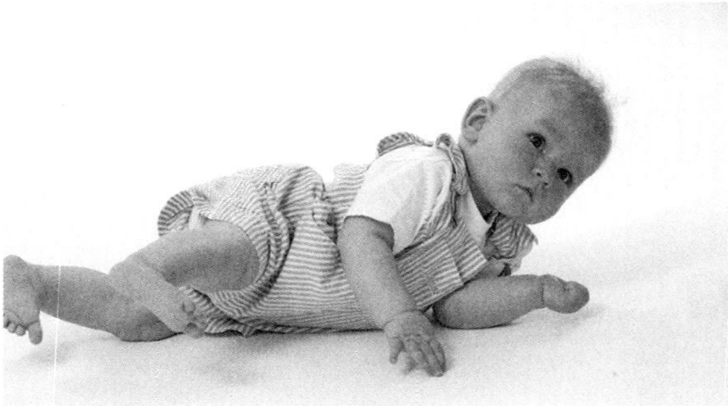

Abb. 5.4b Rotation

Aufrichtung

Erste Phase der Aufrichtung

Eine erste Aufrichtung beginnt schon bald nach der Geburt, wenn das Baby, auf dem Bauch liegend, erstmals versucht, sein Köpfchen anzuheben. Mit drei Monaten erobert es sich den sogenannten Ellbogenstütz (Abb. 5.5a). Gegen Ende des **3. Quartals** beginnt es zu robben, zu rollen und zu krabbeln (Abb. 5.5b). Es kann sich selbstständig aufsetzen (Abb. 5.5c) und richtet sich zum Kniestand auf.

Das Baby entwickelt nun großes Interesse an kleinen Gegenständen und Details, zeigt mit dem Zeigefinger auf winzige Krümel und will sie aufnehmen („Krümelphase"). So erweitert sich der Radius des Babys durch neuerworbene motorische Fertigkeiten.

Die gewonnene Freiheit macht aber gleichzeitig auch ein wenig Angst. Dies ist der Beginn der „Fremdelphase". Vor kurzem noch ein Sonnenschein, der jeden Menschen neugierig angeschaut hat, reagiert das Baby plötzlich mit Ablehnung auf seine Umwelt. Selbst der eigene Papa wird mitunter plötzlich verschmäht!

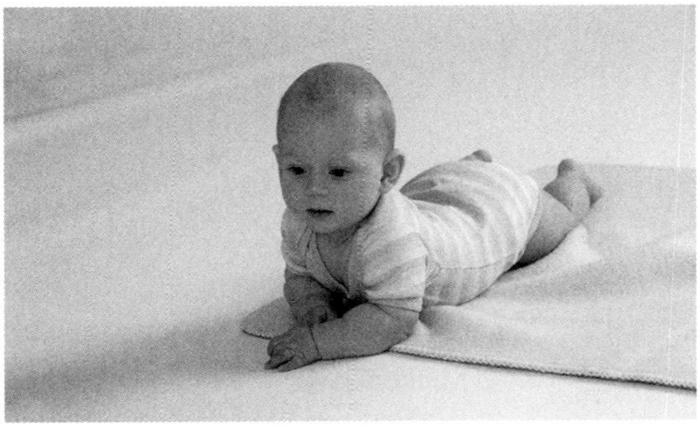

Abb. 5.5a Ellbogenstütz

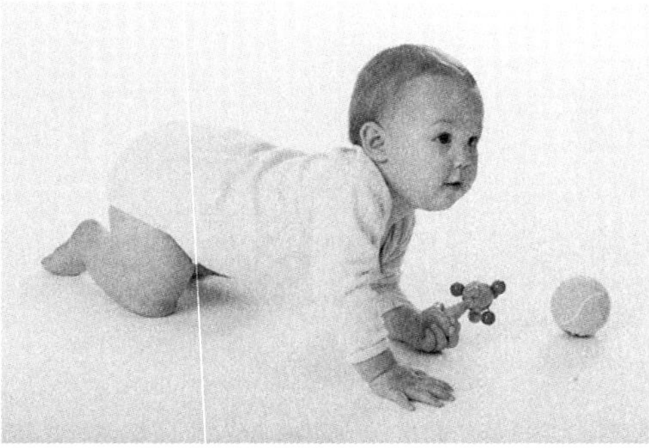

Abb. 5.5b Krabbeln

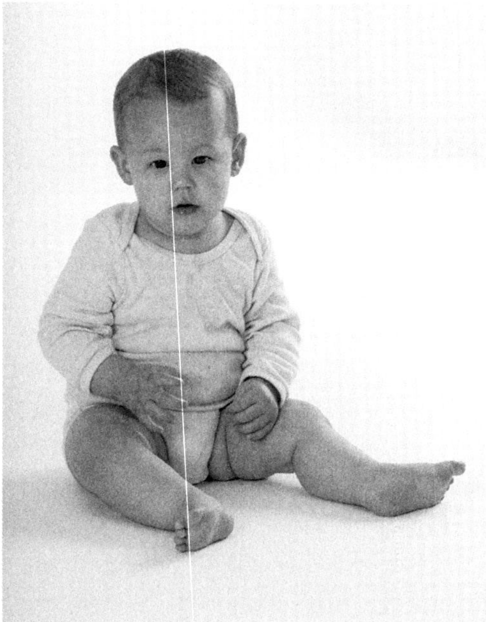

Abb. 5.5c Freies Sitzen

Zweite Phase der Aufrichtung

Gegen Ende des **4. Quartals** befindet sich das Baby auf einer Zwischenstufe zwischen stabiler Horizontalen und noch instabiler Vertikalen. Es kann sich an Gegenständen hochziehen, und erste seitliche Schritte an Möbelstücken sind möglich (Abb. 5.6). Das Baby beginnt, bäuchlings treppauf zu krabbeln.

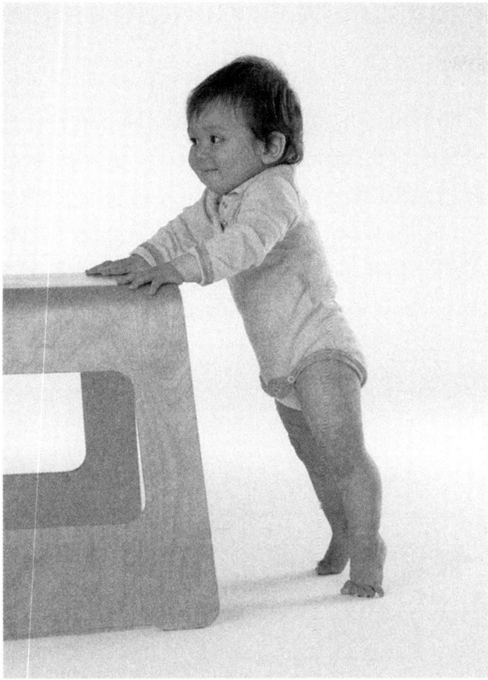

Abb. 5.6 Hochziehen

Bewegungs- und Reflexmuster eines Kindes werden auch als „Fenster zum Gehirn" angesehen (Beilock 2017) und erlauben Rückschlüsse über die Hirnreife des Kindes. Darauf beruhen auch bestimmte Vorsorgeuntersuchungen in der Kinderarztpraxis, wie z.B. spontanes Bewegungsmuster, Prüfung der Lagereaktionen etc.

Stellen wir nun eine Verbindung zwischen diesem Bewegungs- und Reflexmuster und dem Modell der energetischen Entwicklung her, dann können wir unser Verständnis von Entwicklung stark erweitern. Denn mit der Entwicklung von Bewegungsmustern bilden sich auch bestimmte Entwicklungs- und Lebensthemen heraus, die mit der entsprechenden Meridian-Familie korrelieren. Dadurch können wir erkennen, wo und wie z.B. bei stockender Entwicklung das Kind gegebenenfalls Unterstützung braucht.

Kann es z.B. noch nicht krabbeln oder faustet es beim Krabbeln noch seine Händchen, dann kann das ein Hinweis auf eine unreife hintere Meridian-Familie sein.

Wenn das Kind vorwiegend robbt und scheinbar nicht krabbeln kann, kann dies aber auch einen vollkommen anderen Hintergrund haben: So erleichtern glatte Parkett- oder Laminatböden das Rutschen beim Robben und sind dadurch zu wenig Motivation für das Baby, um ins Krabbeln zu kommen. Manchmal braucht es nur eine Veränderung der häuslichen Umgebung.

Die Meridian-Familien in Bezug zu Entwicklungsthemen und Organsystemen

Wir wollen nun die Drei Meridian-Familien eingehender betrachten. Neben ihrem Entwicklungs- und Lebensthema, das sich als Grundmuster oder als Stärke ausdrückt, haben die Drei Familien aufgrund ihrer Beziehung zu den zugrundeliegenden Körper-Meridianen auch einen Bezug zu Organen und Organsystemen. Jeder Meridian-Familie wird auch ein Basissinn zugeordnet, der bereits pränatal seine Funktion aufnimmt. Und aus jeder Familie entwickeln sich die entsprechenden Meridiane (Abb. 5.7–5.12).

Vordere Familie

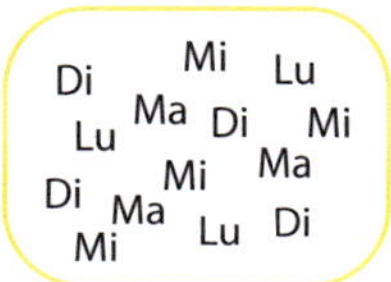

vordere Familie

Entwicklungsthema

Die Mitte finden

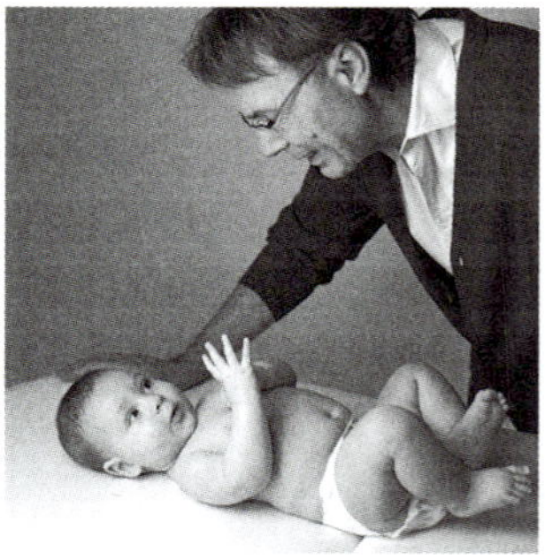

Abb. 5.7a

Lebensthema

Grundvertrauen in das Leben erlangen

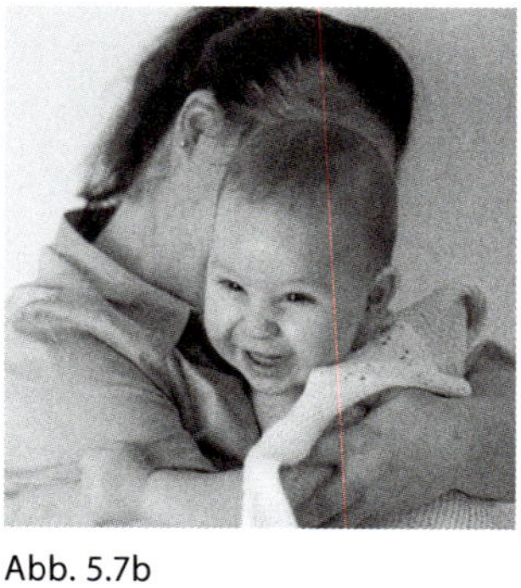

Abb. 5.7b

Eigene Grenzen erfahren

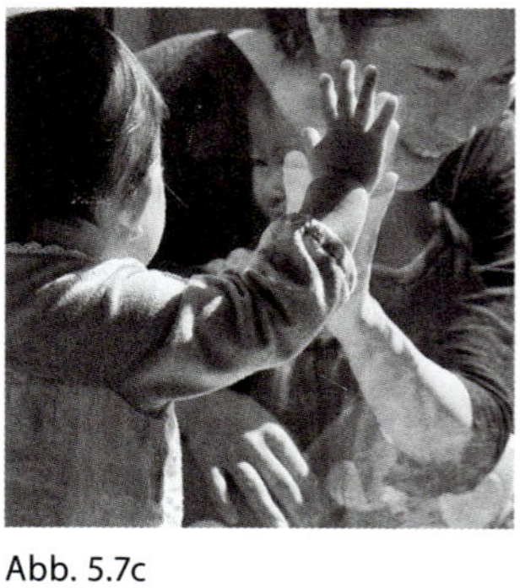

Abb. 5.7c

Sinnessysteme

Geruchssinn
Geschmackssinn
Basissinn: Tastsinn

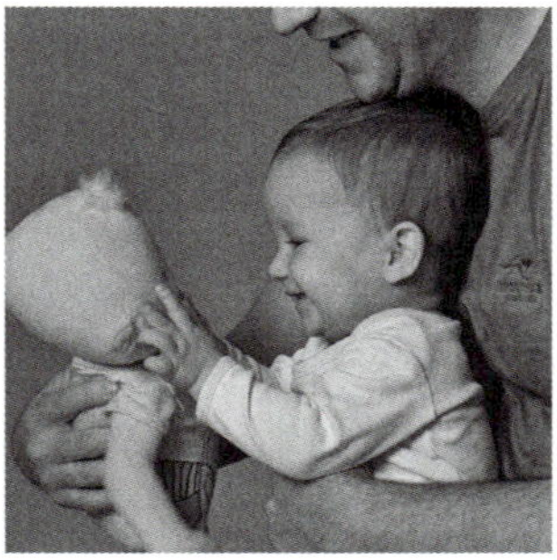

Abb. 5.7d

Meridiane, die sich aus der vorderen Familie entfalten

Lungen-Meridian

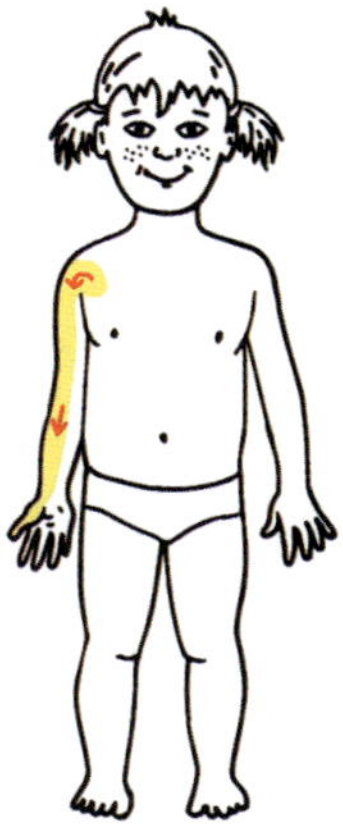

Abb. 5.8a

Dickdarm-Meridian

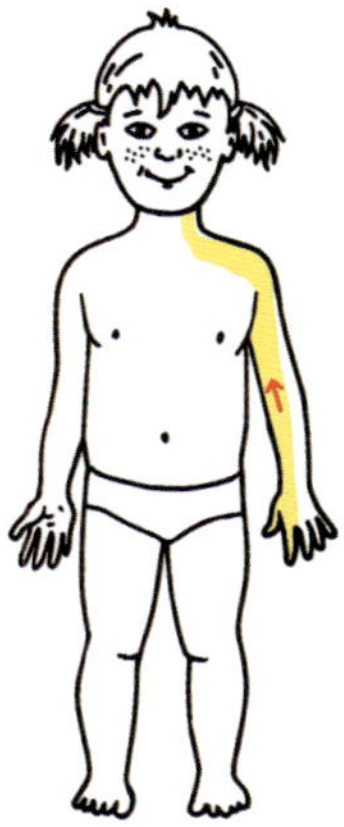

Abb. 5.8b

Magen-Meridian

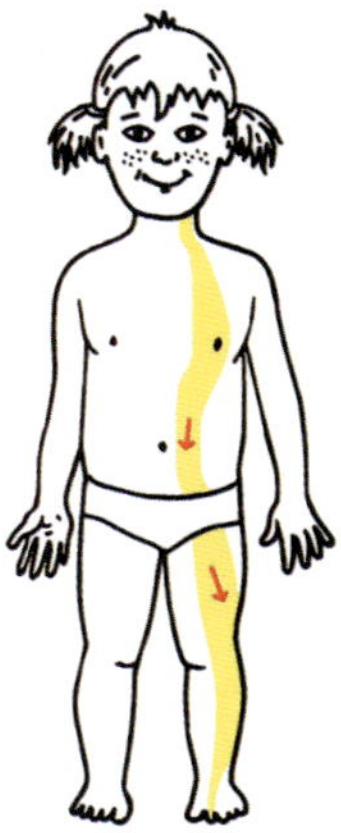

Abb. 5.8c

Milz-Meridian

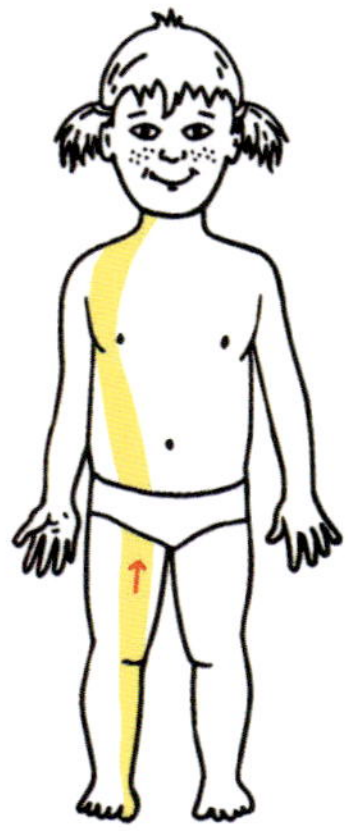

Abb. 5.8d

Unmittelbar nach der Geburt ist die vordere Familie dafür zuständig, die grundlegenden Bedürfnisse des Neugeborenen zu befriedigen, da es nun kein mütterliches Blut mehr erhält, um sich physisch und energetisch weiter zu entwickeln. So muss sich das Neugeborene, um sein Überleben zu sichern, auf seinen eigenen Stoffwechsel stützen, ist aber auf kontinuierlichen Zufluss von leicht verdaulicher Nahrung und auf ungestörte Verdauung, auf Wärme, Luft und Liebe angewiesen.

Kontinuität der Versorgung ist sehr wichtig, da Magen- und Milz-Meridian noch nicht richtig entwickelt sind und noch nicht zwischen Zeiten des Überflusses und des Mangels vermitteln können. Jede Unterbrechung der Zufuhr von Nahrung, Wärme und Liebe würde das Kind sowohl körperlich als auch psychisch schwächen. Dies kann sich auf die eigene Basis und Stabilität sowie auf die Entwicklung der Widerstandsfähigkeit auswirken. Eine längere Unterbrechung der Versorgung wäre mit dem Leben nicht vereinbar. Neben der Nahrungsaufnahme ist die Ausscheidung dessen, was der Körper nicht benötigt (Stuhl, Schweiß, Stickstoff), von Bedeutung.

Das Areal der vorderen Familie befindet sich im Bereich der ventralen Körperseite. In dieser Familie verlaufen die sich allmählich entwickelnden zugehörigen Meridiane Lunge, Dickdarm, Magen und Milz. Ihre Stimulation erhält die vordere Familie, wenn das Baby im Arm gehalten wird, z.B. beim Stillen.

Das Entwicklungsthema der vorderen Familie ist das Finden der Mitte. Kopf in Mittelstellung, Hand-Hand- und Fuß-Fuß-Kontakt stellen sich über der Körpermittellinie ein. Erst wenn das Baby die Hände zusammenführt, ist es fähig, zielgerichtet zu greifen. Dazu bedarf es eines Ausgangspunktes, von dem eine Bewegung ausgeht bzw. an dem die Bewegung sich orientiert: Das ist die Körpermittellinie.

Die der vorderen Familie zugehörigen Sinnessysteme sind der Tastsinn, der Geruchssinn und der Geschmackssinn. Störungen in dieser Entwicklungsphase betreffen hauptsächlich die Themen Mitte, Grenzen (auch später in der Schule oder im Erwachsenenalter), das Atmungssystem, das Verdauungssystem, die Haut und das Immunsystem. Beispiele dafür können sein: Schwierigkeiten beim Saugen, Verdauungsprobleme oder auch, dass das Baby nicht gerne gestreichelt werden möchte.

Hintere Familie

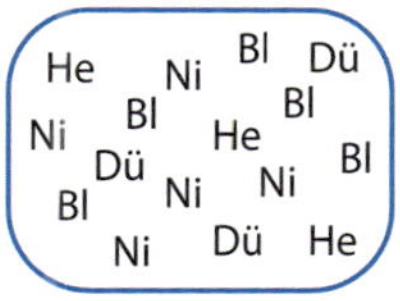

hintere Familie

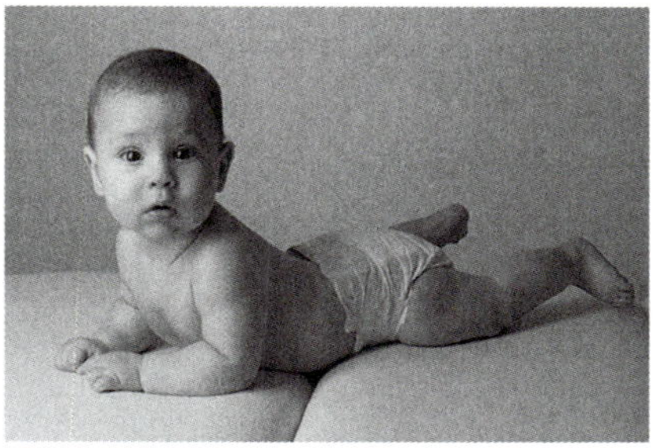

Abb. 5.9a Ellbogenstütz

Entwicklungsthema

Aufrichtung

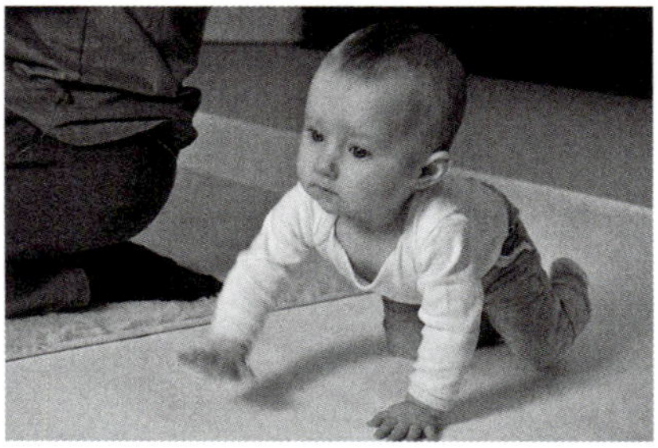

Abb. 5.9b Krabbeln

Lebensthema

Sprach-/
Sprechentwicklung

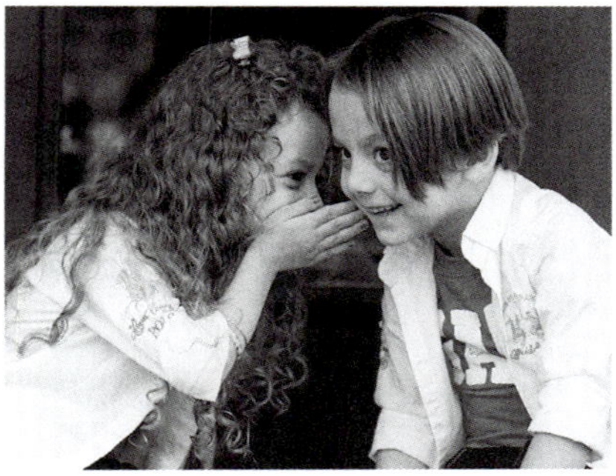

Abb. 5.9c

ZNS

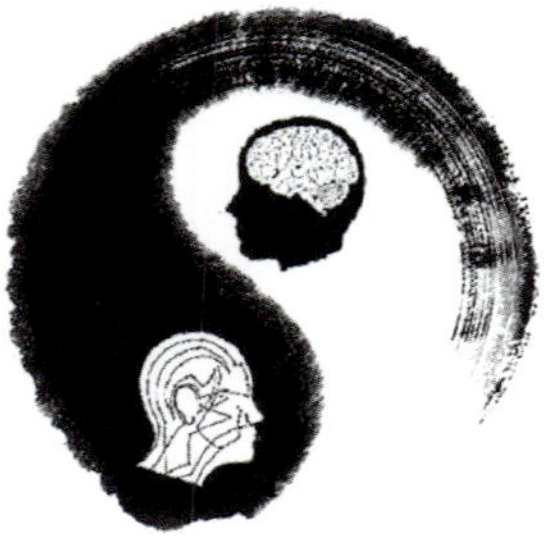

Abb. 5.9d

Sinnessysteme

Hörsinn

Basissinn: propriozeptives System (Tiefenwahrnehmung)

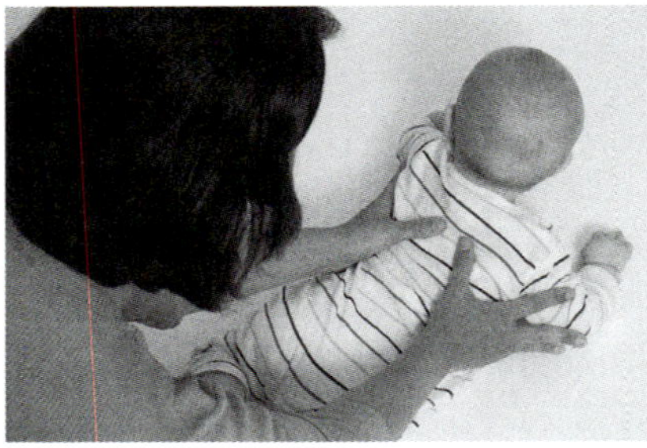

Abb. 5.9e

Meridiane der hinteren Familie

Herz-Meridian

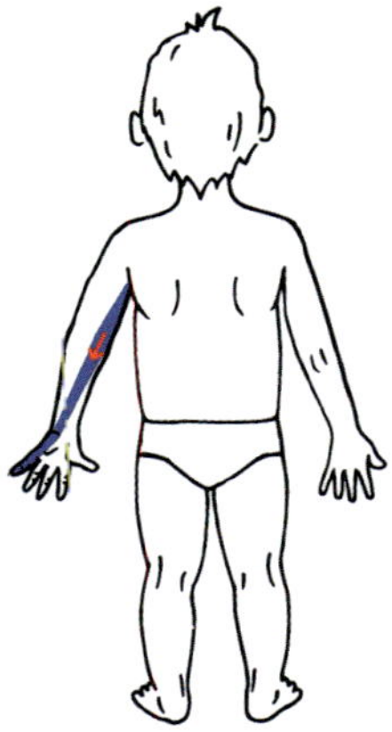

Abb. 5.10a

Dünndarm-Meridian

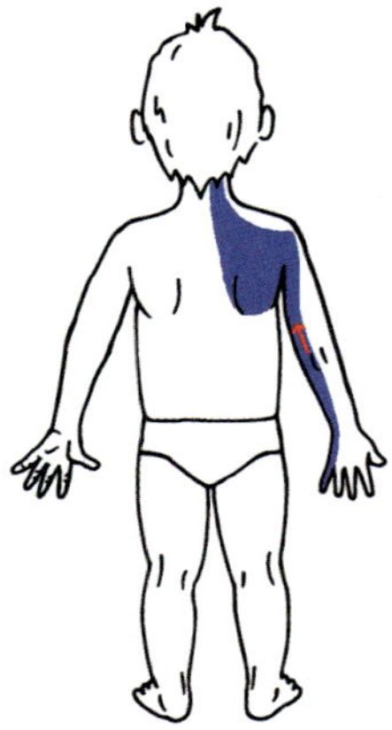

Abb. 5.10b

Blasen-Meridian

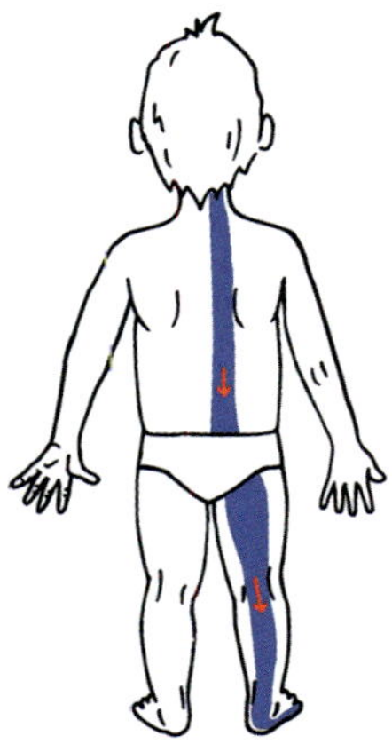

Abb. 5.10c

Nieren-Meridian

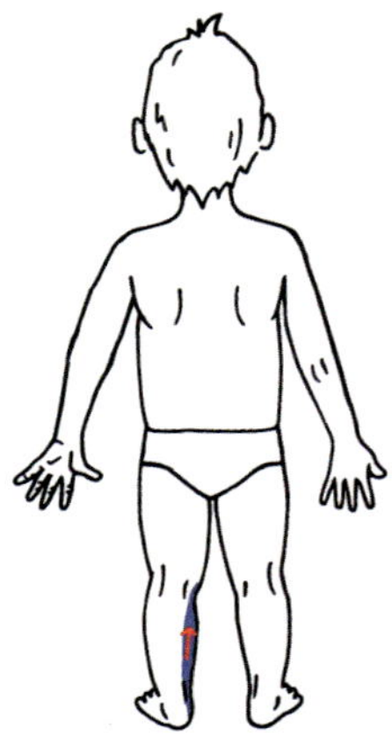

Abb. 5.10d

Schon dem Neugeborenen gelingt es, den Kopf in der Bauchlage kurz anzuheben. Damit ist es in der Lage, ihn auch zu drehen, und hält z.B. auf diese Weise die Atemwege frei.

Mit etwa acht Wochen stützt sich das Baby in der Bauchlage mit den Armen ab (Unterarmstütz) und kann so den Kopf kurzfristig von der Unterlage abheben und kontrolliert drehen (Kopfkontrolle). Im Lauf der Entwicklung richtet sich das Baby dann allmählich immer weiter auf – zunächst mit Hilfe der Ellbogen (Ellbogenstütz), dann mit Hilfe der Hände (Handstütz), von der Krabbelphase kommt es zum Sitzen, bis sich das Kleinkind schließlich in den Stand aufrichtet und letztendlich zum Laufen kommt. Diese Entwicklung – vom kurzen Anheben des Kopfes im Unterarmstütz in den ersten Wochen bis zum Laufen – ist die Phase der „Aufrichtung".

In dieser Phase ist die motorische Entwicklung, insbesondere im Bereich des hinteren (dorsalen) Körperareals, von Bedeutung. Hier verläuft die hintere Familie mit den bereits angelegten und als Gemeinschaft auftretenden Meridianen, die sich im Lauf der Entwicklung vom Vierfüßler zum Zweifüßler entfalten. Von besonderer Bedeutung ist der Einfluss des heranreifenden Nieren-Meridians auf die hintere Familie. Er macht es möglich, dass die Bewegung der Aufrichtung ökonomisch durchgeführt werden kann, und verhindert, dass das Baby bei der Durchführung der Aufrichtung nicht in die Überstreckung geht.

Propriozeptives System (Tiefenwahrnehmung) und auditives System (Hörsinn) sind die beiden der hinteren Familie zugeordneten Sinnessysteme. Zeichen für Störungen in dieser Entwicklungsphase betreffen die Themen Konzentration und Aufrichtung, die Sicherheit, sich Rückendeckung holen zu können, sowie die haltungs- und lagebedingte Muskulatur (posturale Muskulatur) und die Körperspannung.

Seitliche Familie

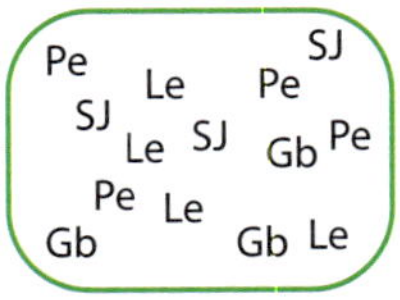

seitliche Familie

Entwicklungsthema

Rotation

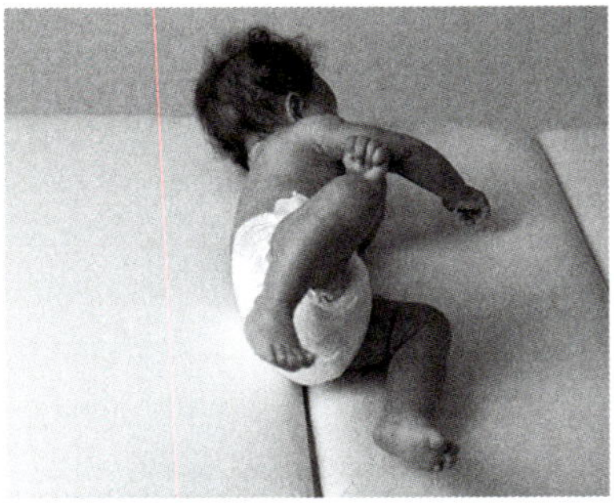

Abb. 5.11a

Lebensthema

Flexibilität

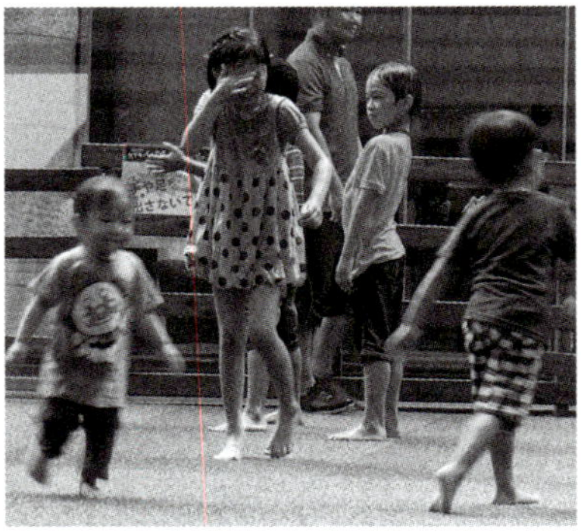

Abb. 5.11b

Vestibuläres System

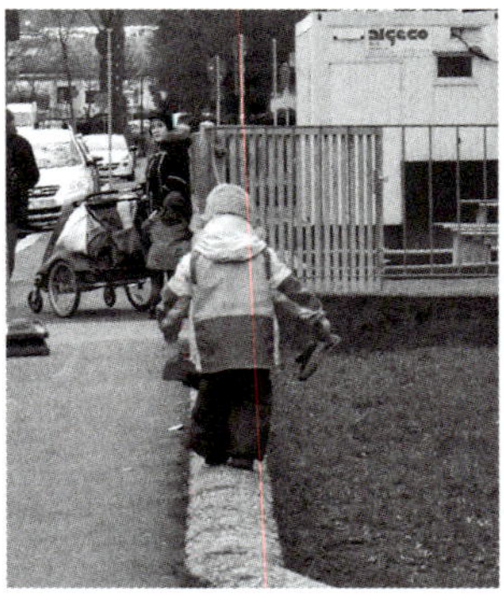

Abb. 5.11c

Übergänge

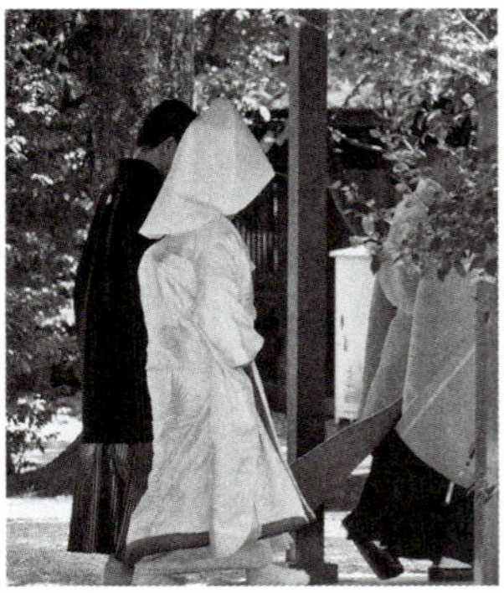

Abb. 5.11d

Sinnessysteme

Lagewechsel

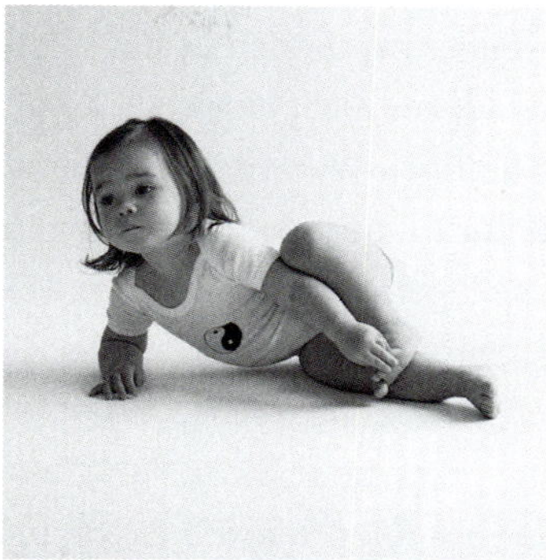

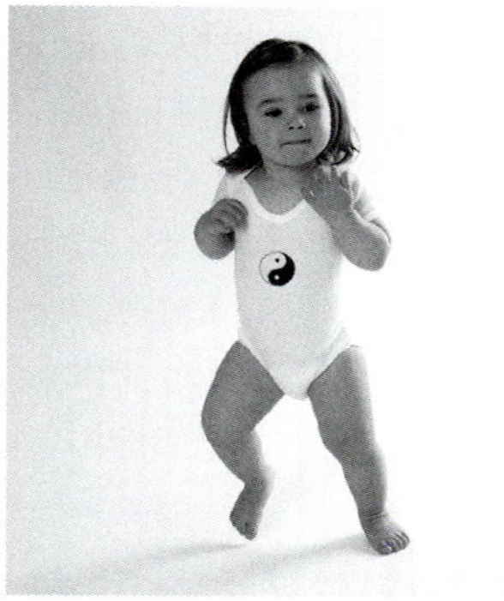

Abb. 5.11e

Meridiane der seitlichen Familie

Perikard-Meridian

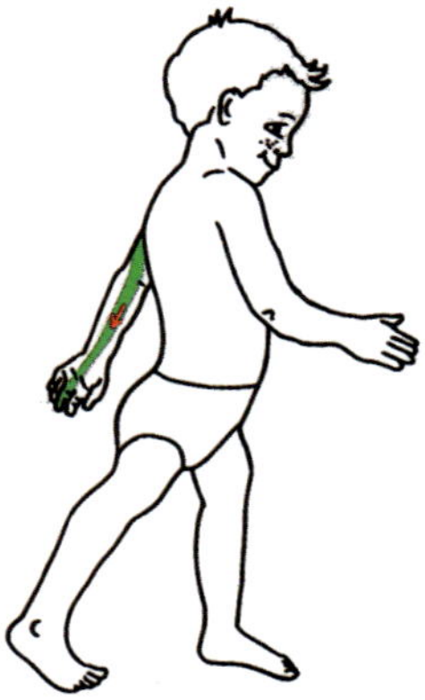

Abb. 5.12a

San-Jiao-Meridian

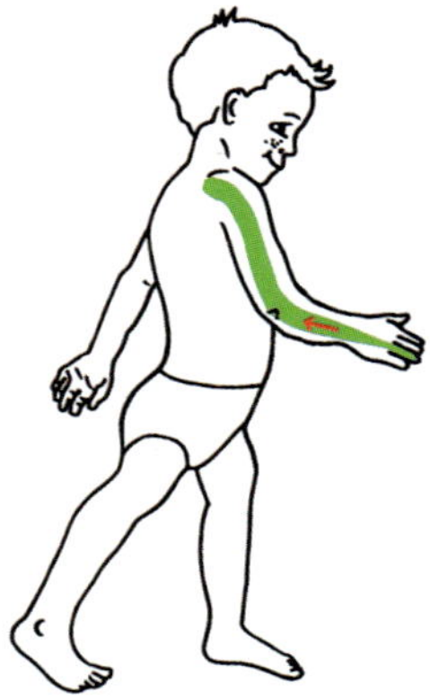

Abb. 5.12b

Gallenblasen-Meridian

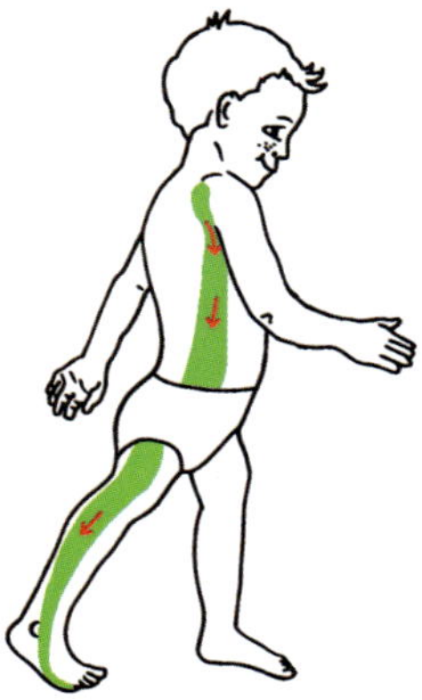

Abb. 5.12c

Leber-Meridian

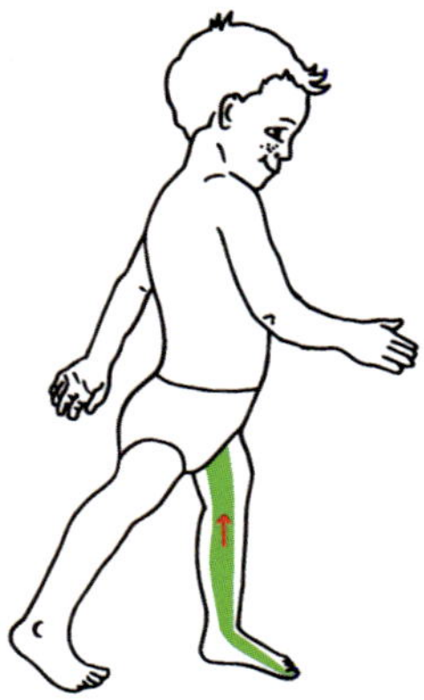

Abb. 5.12d

Mit der Fähigkeit, sich drehen zu können, kommt auch der eigene Wille ins Spiel. Das Baby kann jetzt immer besser den es umgebenden Raum erkunden. Es kommt an Dinge heran, die es vorher nicht erreichen konnte, und es lernt ein „Nein!“ kennen, was zuweilen zu heftigen Wut- und Schreiattacken führen kann.

Ohne die Fähigkeit zur Rotation wäre das Kind (und auch der Erwachsene!) nicht in der Lage, sich physiologisch fortzubewegen. Die Fähigkeit, eine Körperseite zu verkürzen und die Gegenseite zu dehnen, bildet die Voraussetzung für die Durchführung einer Rotationsbewegung (Abb. 5.13).

Zu dieser Bewegung passt die seitliche Familie mit den sich allmählich entfaltenden Meridianen seitlich am Körper sowie lateral und medial an den Extremitäten.

Die Sinnessysteme der seitlichen Familie betreffen das vestibuläre (Gleichgewichtssinn) und das visuelle System (Sehsinn). Störungen der seitlichen Familie können alle Formen von harmonischen Bewegungsübergängen betreffen, aber auch die Unfähigkeit, flexibel auf neue Situationen zu reagieren. Weitere Themen sind Gleichgewichtsstörungen und mangelhafte Rotationsfähigkeit.

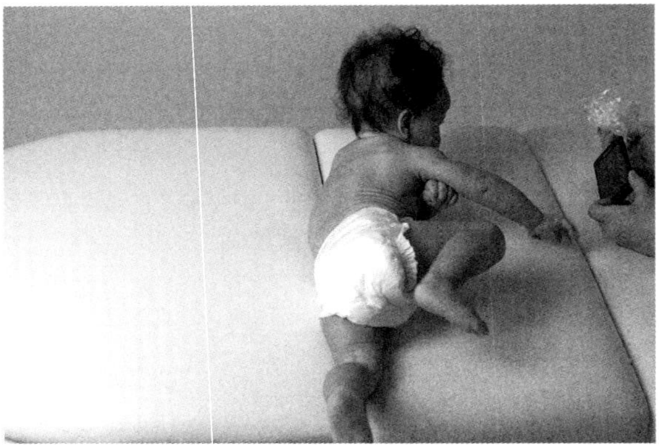

Abb. 5.13 Durchführung einer Rotationsbewegung

Transfer der Drei Meridian-Familien ins Erwachsenenalter: Das Baby in uns

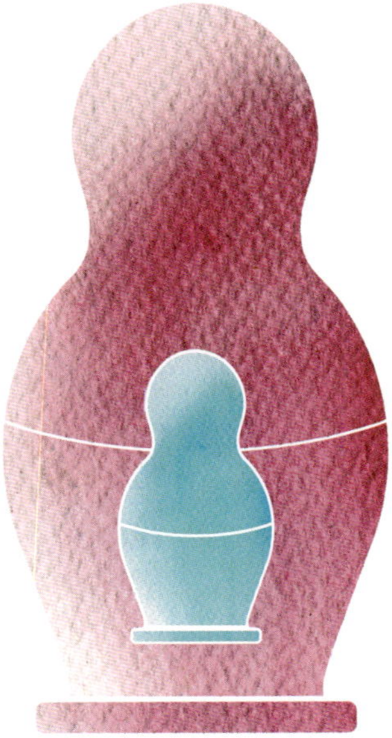

Idealerweise haben wir zu allen Drei Meridian-Familien Zugang. Insbesondere in Situationen, in denen wir Unterstützung brauchen, dienen sie uns als Kraftquellen – sofern sie sich in unserer frühkindlichen Entwicklungsphase auch entfalten durften.

Doch nicht bei jedem Menschen konnten sich die Drei Familien ungestört entwickeln, nicht jeder hatte als Baby eine ungestörte Entwicklung seiner Drei Familien. Dies kann dazu führen, dass im späteren Leben immer wieder eine der Drei Familien verstärkt in den Vordergrund tritt und die „Führung" über unsere Gedanken, Gefühle und unser Verhalten übernimmt. Je nachdem, welche Qualität dominiert, werden wir dann die Welt sehr unterschiedlich wahrnehmen, denn jede der Drei Familien filtert die Wahrnehmung auf ihre spezifische Art. Dies kann zur Folge haben, dass wir nach einem immer wiederkehrenden Muster handeln. Wie oft passiert es uns, dass wir nach einer bestimmten Situation uns ärgern und denken: „Verflixt – das wollte ich doch das nächste Mal anders machen!"

Die folgende Übersicht zeigt die Kraftquellen und ihre Wirkung, die die Drei Meridian-Familien in unserem Erwachsenenalter auf uns ausüben (Abb. 5.14a–c):

	Kraftquelle	Wirkung
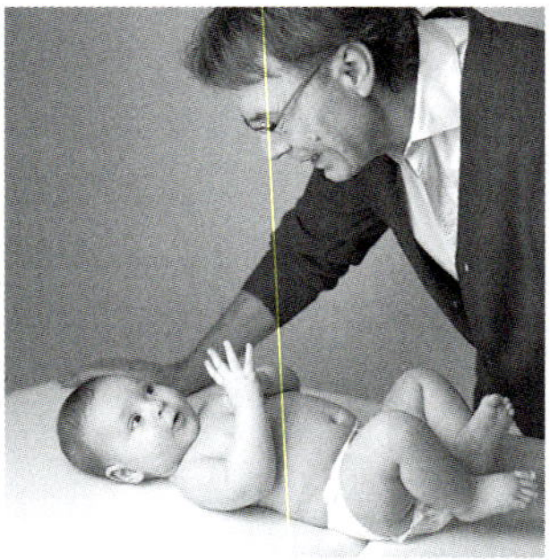 Abb. 5.14a	Mitte 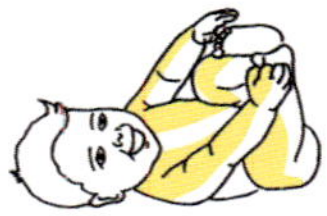	• Die Mitte finden und diese bei Herausforderungen halten können • Mit beiden Beinen in der Welt stehen • Wahrnehmen der eigenen Grenzen und Respekt für die der anderen • Sich in sich selbst zuhause fühlen
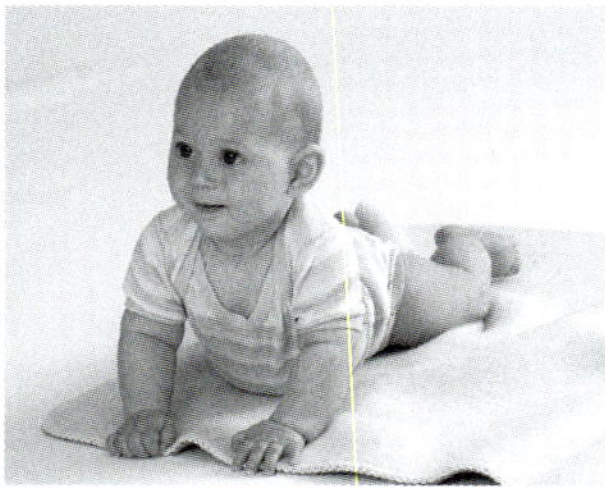 Abb. 5.14b	Aufrichtung 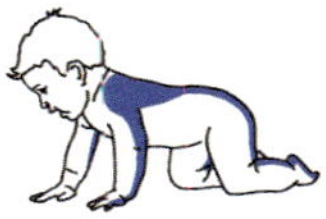	• Innere und körperliche Aufrichtung • Sprache und Kommunikation • Ich darf die Dinge in meinem Tempo machen • Rückhalt im Leben
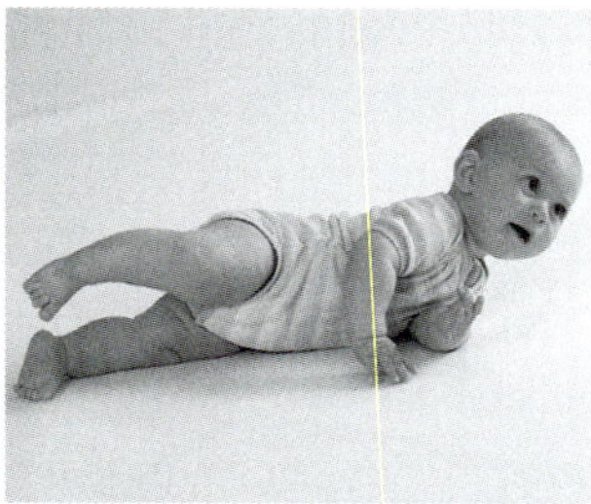 Abb. 5.14c	Rotation 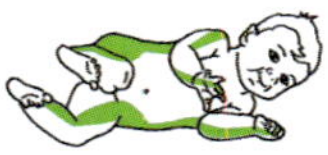	• Rotationsfähigkeit und Koordination • Freude am Lernen • Neugierde und Experimentierfreudigkeit • Willensstärke • Freude am gemeinsamen Tun

Fushime

Zusammenspiel der Drei Meridian-Familien

Wenn sich die Ebene der Drei Familien entfalten durfte und damit dem Kleinkind alle grundlegenden Fähigkeiten der Drei Meridian-Familien zur Verfügung stehen, dann können die Drei Familien in der Wechselwirkung und im Zusammenspiel für weitere Entwicklungsschritte genutzt werden.

Auch wenn sich in den nun folgenden Lebensjahren die Meridiane zunehmend weiter ausdifferenzieren, greift das Kind – wie auch der Erwachsene – immer wieder auf die zugrundeliegenden Themen der Drei Meridian-Familien zurück:

- So gibt auf energetischer Ebene die **vordere Familie** den Anstoß, die eigene Mitte zu finden, was sowohl Motorik als auch die Emotionen betrifft. Leider führt das Alltagsleben oft dazu, dass wir immer wieder aus der Mitte geraten. Daher begleitet uns dieses Thema ein Leben lang.
- Rotation ist die häufigste Alltagsbewegung. Das Drehen im Babyalter vom Rücken auf den Bauch und etwas später auch wieder zurück auf den Rücken sind die ersten Rotationsübungen. Durch Rotation erlangen wir Flexibilität auf allen Ebenen, eine wichtige Fähigkeit (auch) im Erwachsenenleben. Der energetische Impuls für diese Fähigkeit entstammt der **seitlichen Familie**.
- Die energetische Voraussetzung für den Entwicklungsschritt vom Krabbeln in den Vierfüßlerstand oder beim Erwachsenen die morgendliche Aufrichtung aus dem Bett – wie auch seine innere Aufrichtung – wird durch die **hintere Familie** geschaffen. Dieser Familie verdanken wir, dass wir uns in schwierigen Situationen aufrichten und Haltung bewahren können.

In der vorliegenden Darstellung wurden die Drei Meridian-Familien und ihre Themen zwar als getrennte Einheiten betrachtet, doch die Drei Meridian-Familien sind miteinander gekoppelt, bedingen einander und beeinflussen sich gegenseitig fördernd oder hemmend. Für grundlegende Fähigkeiten wie beispielsweise Laufen, Sitzen oder Hüpfen sind immer die Qualitäten aller Drei Meridian-Familien gefordert. Steht ein bestimmter Entwicklungsschritt an, dann wird eine der Drei Meridian-Familien aktiver und tritt in den Vordergrund. Die momentane Dominanz bedeutet aber nicht, dass die beiden verbleibenden Familien inaktiv sind.

Zu beachten ist, dass wir für unsere Lebensreise alle Qualitäten der Drei Meridian-Familien als Reisegepäck mitbekommen – aber jeder in seiner persönlichen Mischung. Wie kommen wir aber zu unserer persönlichen Rezeptur? Zum einen, indem wir die grundlegende Mischung dieser Qualitäten von unseren Eltern erben – in Japan sagt man sogar von den sieben uns vorausgegangenen Generationen. Zum anderen hängt es von unserem Umfeld ab, wie wir diese Qualitäten entfalten dürfen.

Hierbei darf nicht vergessen werden, dass auch Eltern diese Meridian-Entwicklung als Kind durchlaufen haben mit allen sich daraus ergebenden Auswirkungen. Und diese wirken sich wiederum durch den Umgang mit ihren Kindern auch auf diese aus.

Die Erfahrungen der früheren Jahre hinterlassen Spuren auf der Lebenslandkarte. Worsley spricht in diesem Zusammenhang von der „inneren Landschaft" (Worsley 2011), in der alle unsere früheren Erlebnisse gespeichert und abgebildet sind. Die Wegweiser in dieser Landschaft sind die frühen Erfahrungen mit unseren Eltern oder anderen Bezugspersonen. Sie geben uns gewissermaßen die Richtung vor, ganz gleich, ob es sich um positive oder um negative Erlebnisse handelt. Sie können angenehm sein und unser Leben bereichern. Sie können auch belastend sein, so dass derselbe Stolperstein auf unserem Weg uns immer wieder zum Verhängnis wird.

Demnach ist selbst unsere Erwachsenensicht der Welt in unserem ersten Lebensjahr begründet. Sehen wir das Glas als halb voll oder halb leer an? Fühlen wir uns in einer Gruppe von Fremden willkommen oder nicht? Können wir uns auf Beziehungen einlassen oder schwingt sogleich die Angst mit, wieder verlassen zu werden?

Hatten wir die Chance, alle Qualitäten der Drei Meridian-Familien in unserer Kindheit zu entwickeln, dann schenken sie uns Erwachsenen als Kraftquellen jene Grundstärken, die helfen, mit den Stolpersteinen im Leben umzugehen – unsere Resilienzfähigkeit, die uns zur Verfügung steht und uns die Sicherheit gibt, jederzeit darauf zurückgreifen zu können. Dies ist ein wichtiger Aspekt bei der Stressbewältigung. Denken wir an den Daruma – „Siebenmal hinfallen …".

Auch wenn das eigentliche Zeitfenster zur Entfaltung der jeweiligen Meridian-Familie verstrichen ist, lassen sich die zugehörigen Meridiane dennoch stärken.

Die folgenden Aussagen geben uns Hinweise, ob unsere Drei Meridian-Familien im Gleichgewicht sind:

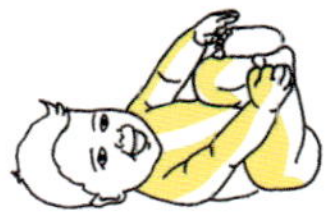

Zeichen dafür, dass die **vordere Meridian-Familie** im Gleichgewicht ist:

- Es fällt uns leicht, in Diskussionen unseren Standpunkt zu vertreten.
- Es fällt uns leicht, zur Lösung eines schwierigen Problems um Unterstützung zu bitten.
- Wir haben das Gefühl, dass andere uns mögen.
- Es fällt uns leicht, ‚Nein' zu sagen.
- Wir können unsere Grenzen gut wahrnehmen.
- Es fällt uns leicht, uns auf eine Aufgabe oder Arbeit zu konzentrieren.
- Unsere Verdauung ist gut.

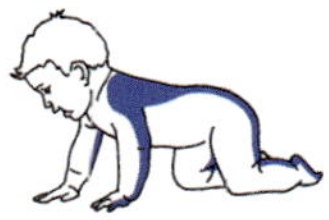

Zeichen dafür, dass die **hintere Meridian-Familie** im Gleichgewicht ist:

- Ich nehme eine erforderliche Pause.
- Ich nehme mir eine Pause, wenn ich das Bedürfnis danach habe.
- Ich hole mir Rückenstärkung, wenn das erforderlich ist.
- Mein Rücken ist flexibel und schmerzfrei.
- Ich schlafe tief und bin danach erholt.
- Es fällt mir leicht abzuschalten.
- Ich kann Dinge, die mir ‚an die Nieren' gehen, gut verarbeiten.

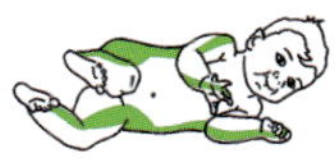

Zeichen dafür, dass die **seitliche Meridian-Familie** im Gleichgewicht ist:

- Es fällt mir nicht schwer, mich auf neue Situationen einzustellen, wenn sich Pläne plötzlich ändern.
- Mir ist körperliche Bewegung wichtig.
- Teil einer Gruppe zu sein, stärkt mich.
- Den Überblick in bestimmten Situationen zu behalten, ist für mich wichtig.
- Ich mag es, neue Wege zu gehen.
- Ich habe ein gutes Gleichgewicht.
- Wenn ich mich geärgert habe, kann ich mich anschließend leicht beruhigen.

6 Die zweite energetische Entwicklungsebene: Kindergartenalter – eine bewegte Zeit

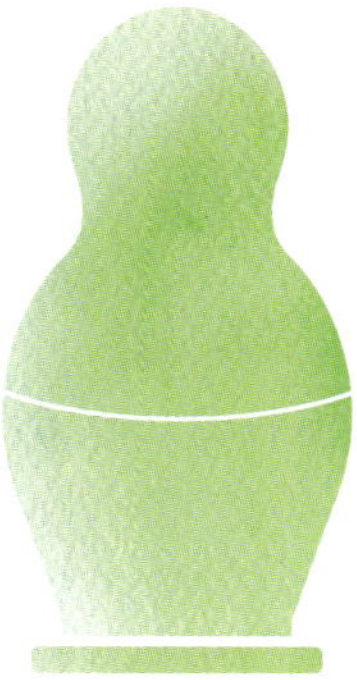

Die Sechs *Keiraku*

Von den Meridian-Familien zu den *Keiraku*

Im ersten Lebensjahr lag der Schwerpunkt der Bewegungsentwicklung in der Vertikalisierung. Das zweite Lebensjahr ist gekennzeichnet von einer Wechselphase, in der sich der Vierfüßler zum Zweifüßler hin entwickelt. Einhergehend mit dieser Aufrichtung entstehen für das Kind völlig neue Bewegungsmöglichkeiten und dadurch auch ganz neue Handlungsmöglichkeiten. Es kann laufen, Gegenstände in die Hände nehmen und diese von A nach B transportieren. Durch die Aufrichtung erweitert es seinen Blickhorizont und gleichzeitig seinen Erfahrungshorizont und verschafft sich so einen Überblick über seine Umgebung. Ebenso erlebt das Erlernen des Sprechens ihre intensivste Entwicklungsdynamik. „Endlich bin ich groß und bewege mich auf zwei Beinen! Jetzt will **ich** bestimmen, wohin ich gehe, und ich will alles selber machen!"

Hat der kleine Weltentdecker einmal die Nähe zu sich selbst kennengelernt, wird er auch wieder zu sich selbst zurückkehren können, um zu überprüfen, was er gewonnen hat und ob sich der eigene Standpunkt in der Welt auch bewähren konnte.

Zwei innere Antriebskräfte bestimmen auf emotionaler und sozialer Ebene seine Bedürfnisse sowie sein Verhalten: das Bedürfnis nach Abgrenzung, gleichzeitig aber auch das Bedürfnis nach Nähe. Das Wechselspiel zwischen dem Ich und dem Du, der Nähe und der Distanz, kann beginnen. Das Kind will mit Mama kuscheln, doch kaum nimmt sie es in den Arm, schubst es sie weg. Und damit ist es mittendrin in der „Komm-her–Geh-weg-Phase“. Das macht Kleinkinder in dieser Entwicklungsphase oft „ungenießbar“, weil keiner es ihnen in diesem Moment recht machen kann.

Wie kommt es zu diesen zwei vermeintlich gegensätzlichen Antriebskräften? Eine Erklärung finden wir, wenn wir uns eingehender mit der energetischen Entwicklung in dieser Phase beschäftigen. Doch bevor wir das tun, wollen wir zunächst Kinder in dieser Lebensphase näher betrachten. Hier fallen uns folgende zwei Merkmale auf:

- Körperhaltung und Bewegungsvielfalt stehen unübersehbar im Vordergrund
- Bewegungsausdruck und emotionaler Ausdruck sind ausgesprochen spontan bis explosiv!

Bei Kleinkindern ist Bewegung zugleich Handlungs- und Ausdrucksmedium. Als Bindeglied zwischen Körper und Umgebung stellt Bewegung den Kontakt von Innen- und Außenwelt her. So bewegt das Kind – wie auch der Erwachsene – nicht nur sich selbst, sondern es bewegt auch seine Umwelt und wird von ihr bewegt. Die wechselseitige Beeinflussung von Psyche und Motorik wird hier deutlich sichtbar. Während die Kommunikation bei Erwachsenen vordergründig über Sprache abläuft (s. Ebene der Wandlungsphasen), sind es im Kindergarten- und Vorschulalter vorwiegend motorische Verhaltensweisen, die Kommunikationsprozesse in Gang setzen und das Sozialverhalten beeinflussen.

Körperhaltung und Bewegung des Klein- und Kindergartenkindes machen deutlich sichtbar, was es fühlt und denkt. Freut es sich über etwas, so kann es vor Freude hüpfen, lachen, hin und her rennen usw. Ist es zornig oder ärgerlich, so lässt sich das ebenfalls gut an seiner Motorik ablesen, z.B. an herunterhängenden Mundwinkeln, eingezogenen Schultern, Austeilen von Fußtritten usw. Für das Kind gilt: Ich bin, was ich fühle! Deshalb sind Bedeutung von Gefühlsäußerungen und Reaktionen darauf nicht hoch genug einzuschätzen. Gerade in dieser Altersgruppe verlangen Kinder ein Feedback auf ihre Äußerung der Wut, der Freude oder des Unbehagens.

Doch daran mangelt es zunehmend. In den letzten Jahren beobachten wir in unserem Praxisalltag – speziell in dieser Altersgruppe – vermehrt Verhaltensänderungen. Das ist nicht verwunderlich, denn bei immer mehr Eltern oder Bezugspersonen nimmt die Beschäftigung mit dem Handy einen größeren Raum ein als die Beschäftigung mit dem eigenen Kind. Das Kind fühlt sich so nicht gehört und reagiert verstärkt mit Konfrontation, Aggression, Rückzug oder gar mit Depression, denn das so wichtige Feedback von den Eltern bleibt aus.

Ebenfalls beobachten wir zunehmend, dass Kinder bereits in dieser Altersgruppe durch Bewegungsmangel auffallen. Dadurch fehlt ihnen die notwendige körperliche Erfahrung, die beispielsweise zur Ausbildung der Körperwahrnehmung erforderlich ist. Auch registrieren wir, dass Kinder vermehrt ihre Befindlichkeit entweder kaum oder extrem auffällig körperlich zum Ausdruck bringen.

Doch schauen wir uns die Stärken an, die ein Kind in dieser Altersgruppe bei ungestörter Entwicklung zeigt. Je mehr das Kindergartenkind sich dem Vorschulalter nähert, desto besser kann es seinen Körper als Instrument nutzen, beispielsweise, indem es die Fähigkeit erwirbt, auf einem Bein hüpfend einen Ball zu fangen. Auch kann es schnell um eine Ecke rennen und abrupt abbremsen, falls sich ein Hindernis in den Weg stellt.

Ebenso kommt es mit der Erweiterung seiner motorischen Fähigkeiten zu einer Weiterentwicklung entsprechender emotionaler und sozialer Themen. So lernt es beispielsweise, um seinen Platz in der Gruppe zu kämpfen. Die Auseinandersetzug mit der Gruppe wird dazu führen, dass es zunehmend seinen inneren Standpunkt festigen wird, seiner selbst sicher wird und daraus auch lernt, besser mit dem **Du** umzugehen.

Zu Hause kann das ganz anders aussehen, denn hier besteht meist eine feste Rangordnung, während im Kindergarten Führung und Gefolgschaft in der Gruppe immer wieder neu verteidigt werden müssen. Was sich in der Gruppenbildung von Kindern vollzieht, ist die Grundform gesellschaftlicher Strukturen, in denen wir leben. Auf der Entwicklungsebene der Drei Meridian-Familien weiß das Kind noch nichts von Spielregeln und dass diese für ein Miteinander unabdingbar sind. Es reagiert noch frei nach seinen Bedürfnissen. Demgegenüber lernen Kinder, die sich auf der *Keiraku*-Entwicklungsebene bewegen, im Gruppenspiel die Spielregeln des Miteinander.

Entwicklung der *Keiraku*

Unter energetischem Aspekt gibt es nun, bedingt durch die Aufrichtung in den Stand, ein Oben und ein Unten, und damit bewegt sich das heranwachsende Kind zwischen Himmel *(Yang)* und Erde *(Yin)*.

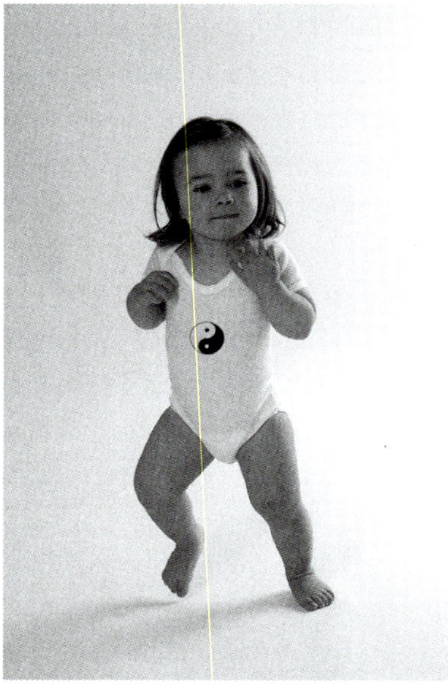

Abb. 6.1 Aufrichtung in den Stand

Dieses Oben und Unten wirkt sich auch auf die zwölf angelegten Körper-Meridiane mit ihren sechs *Yin*- und sechs *Yang*-Aspekten aus. Erst jetzt ist in Folge der Aufrichtung ein gerichteter *Ki*-Fluss möglich, und es kommt zu einer ersten Differenzierung der vier angelegten Meridiane einer jeden Meridian-Familie.

So bilden die ***Yin*-Meridiane** der vorderen, hinteren und seitlichen Meridian-Familien am Bein mit denen am Arm derselben Seite eine Einheit (z.B. Milz- und Lungen-Meridian [Abb. 36]), ebenso die angelegten ***Yang*-Meridiane** eines Arms mit denen des Beins derselben Seite (z.B. Dickdarm- und Magen-Meridian).

Für die drei miteinander gekoppelten *Yin-* bzw. *Yang*-Meridiane verwenden wir den japanischen Begriff *Keiraku* (jap. *keiraku* = Trakte, Kanäle).

Dieser Begriff entstammt einem Weltbild, das vom Reisanbau bestimmt wird. So wie Trakte und Kanäle die Reisfelder verbinden und versorgen, so bilden Trakte und Kanäle im menschlichen Körper ein zusammenhängendes System, das den Körper versorgt (s. S. 12).

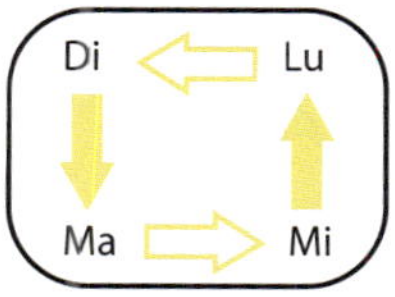

vordere *Keiraku*

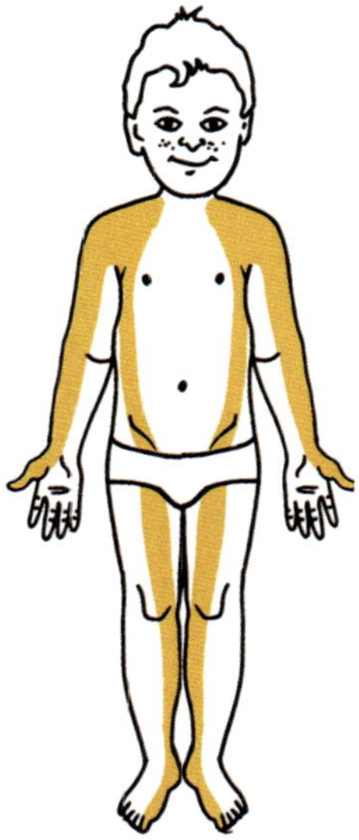

Abb. 6.2a Vorderer *Yin-Keiraku* (Mi/Lu)

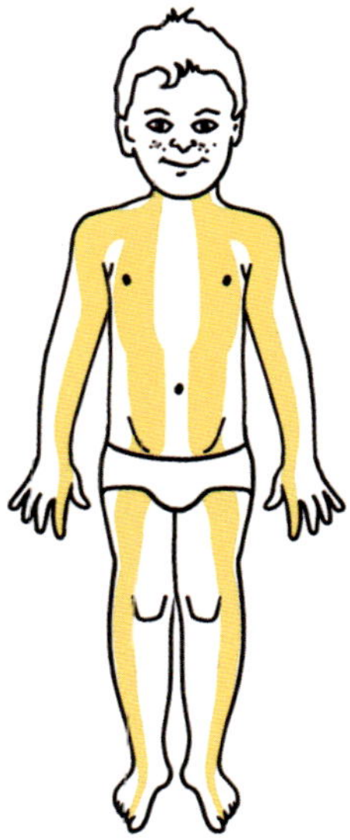

Abb. 6.2b Vorderer *Yang-Keiraku* (Di/Ma)

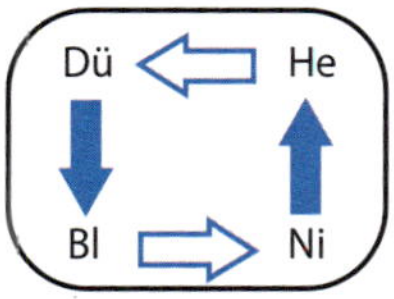

hintere *Keiraku*

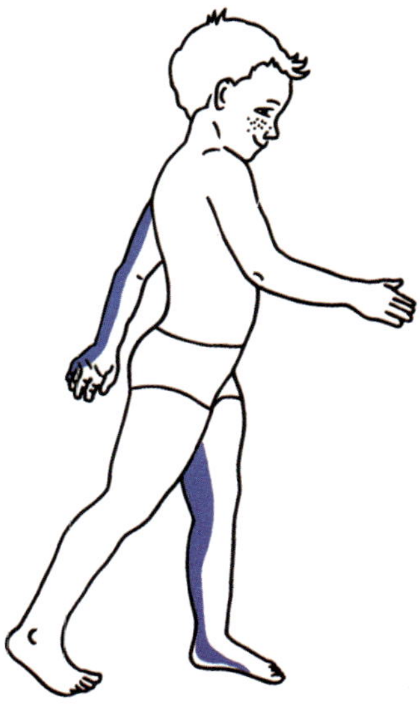

Abb. 6.2c Hinterer *Yin-Keiraku* (Ni/He)

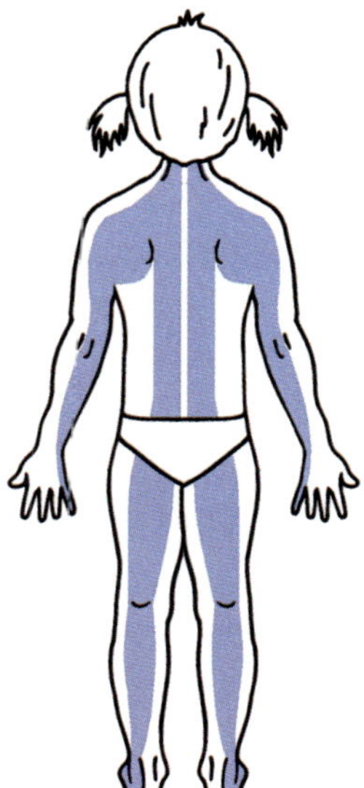

Abb. 6.2d Hinterer *Yang-Keiraku* (Dü/Bl)

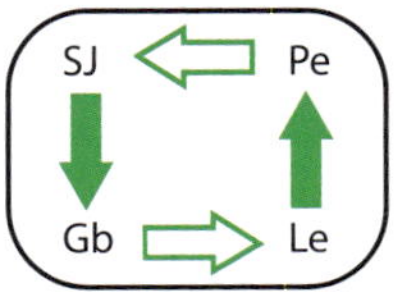

seitliche *Keiraku*

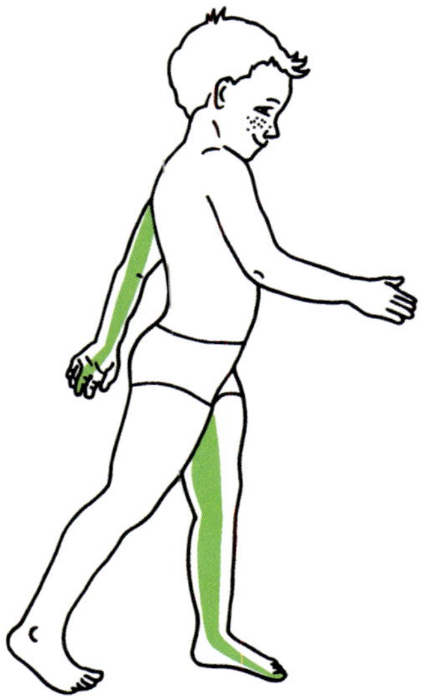

Abb. 6.2e Seitlicher *Yin-Keiraku* (Le/Pe)

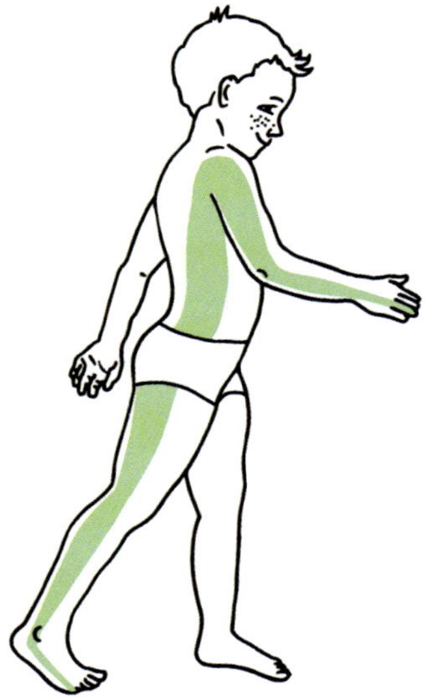

Abb. 6.2f Seitlicher *Yang-Keiraku* (Gb/SJ)

Dem kindlichen Drang nach Entwicklung und Entfaltung den ungehinderten Fluss zu ermöglichen, ist eine große Herausforderung für Eltern, Pädagogen und gegebenenfalls Therapeuten.

Beginn der *Keiraku*-Phase

Damit sich die *Keiraku* mit allen Facetten entfalten können, benötigen sie die gereiften Drei Meridian-Familien.

Zu Beginn der *Keiraku*-Phase treten die **Drei Meridian-Familien** in den Hintergrund, sind aber als Kraftquelle mit den jeweiligen Lebensthemen weiterhin von großer Bedeutung. Gleichzeitig treten die **Sechs *Keiraku*** in den Vordergrund und bestimmen die weitere Entwicklung des Kindes. Ähnlich wie die **vier angelegten Meridiane der jeweiligen Familie,** die gemeinsam als eine Einheit in Erscheinung treten, bilden nun auch die **drei *Yin-* und *Yang-Keiraku*** Einheiten (Abb. 6.3). Diese Entwicklungsphase erstreckt sich über den Zeitraum vom freien Laufen bis zum Alter von etwa sechs bis sieben Jahren, was meist das Erreichen der Schulfähigkeit bedeutet.

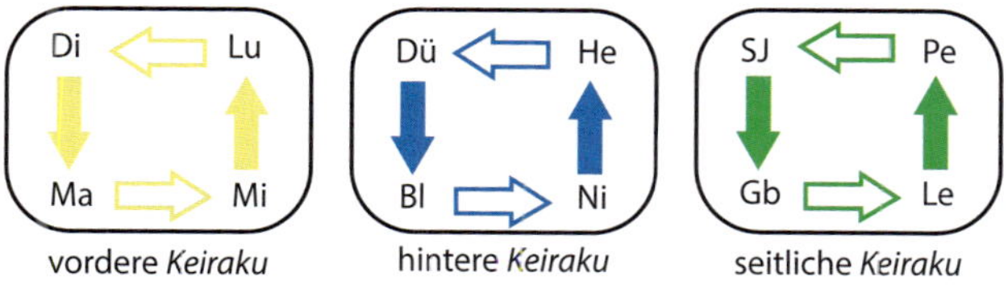

Abb. 6.3 Entwicklung der *Keiraku* zur Schulreife

Die **Ausprägung der drei *Yin*- und *Yang-Keiraku*** führt beim Kind im *Keiraku*-Alter zu einem Verhalten, das sich durch die zwei bereits beschriebenen entgegengesetzten Bedürfnisse äußert. Es scheint so, als lieferten sich *Yin*- und *Yang-Keiraku* ein Duell. Diese widerstreitenden Bedürfnisse führen zu gegensätzlichen Verhaltensweisen und Gefühlen, was typisch für Kinder im Kindergartenalter ist. Sie haben das Bedürfnis nach Bindung und Ablösung, nach Nähe und Distanz, sie lieben ihre Eltern und sind total wütend auf diese, üben Rücksichtnahme und sind ich-bezogen, zeigen eine übertriebene Vorsicht und Risikofreude, sind ängstlich und mutig. Mal will das Kind Baby sein, mal großes Kind.

Es sind diese *yin*- bzw. *yang*-typischen Ausprägungen der Sechs *Keiraku,* die zu ungebremsten motorischen und emotionalen Ausdrucksformen führen.

Ein Blick in den Kindergarten zeigt es: Schreien, lautes Lachen, Weinen, Rennen, Schmollen, sich ganz Zurückziehen – hier ist Dynamik im Spiel! Hier kann man beobachten, dass die Bodenhaftung im eigentlichen wie auch im übertragenen Sinn noch nicht vorhanden ist. Die Kinder haben noch nicht den vollen Kontakt zum Boden, ihre Füße berühren diesen zwar, aber nicht mit der ganzen Fußfläche. Es scheint, dass die noch nicht vollendete Bodenhaftung auch den noch nicht voll ausgeprägten Kontakt zur Realität widerspiegelt. Kindergarten- und Vorschulkinder schweben in ihrer Welt der Fantasie, bewegen sich zwischen Realität und Traumwelt, zwischen Himmel und Erde. Deshalb stolpern sie leicht, sind in ihren Bewegungen unberechenbar und wechseln rasch ihren Standpunkt. In ständiger Bewegung folgen sie neugierig und abenteuerlustig ihrem unerschöpflichen Forscherdrang, sind versessen darauf, die Welt zu erobern, oft ohne die erforderlichen Fähigkeiten mitzubringen.

Unterstützung in der *Keiraku*-Phase

Um Kindern in dieser Entwicklungsphase die notwendige Unterstützung zu geben, sollten Eltern oder ErzieherInnen nicht allzu oft bei ihrem Tun oder Experimentieren eingreifen, wie oft auf dem Spielplatz zu beobachten ist: Ein Kind klettert auf das Klettergerüst. Die Mutter warnt: „Vorsicht! Aufpassen!“ und gibt Instruktionen: „Du musst jetzt das Bein strecken! Pass auf, dass du nicht fällst!“ Auf diese Weise erzeugt sie bei ihrem Kind ein Gefühl der Unfähigkeit und Inkompetenz, wenn sie allzu häufig eingreift und das Kind sein Problem nicht selbst lösen lässt oder ihm wenigstens die Chance für einen Versuch gibt. Andererseits hilft auch ständiges Loben dem Kind nicht. Wird jede Aktion des Kindes mit Lob kommentiert, verliert das Lob seine Wirkung.

Selbstverständlich braucht das Kind den Schutz und die Hilfe der Eltern, aber es braucht auch die Handlungsfreiheit, seine Umwelt selbst zu erforschen und Hindernisse zu bewältigen. Es braucht die Erfahrung, Fehler machen zu dürfen. Auch hier gilt: Siebenmal hinfallen – achtmal aufstehen, Fehler zu machen und daraus zu lernen fördert Selbstvertrauen und Aktivität – die Mitte wiederzufinden wie der Daruma.

Die Wechselbeziehung zwischen Eltern und Kind, aber auch zwischen Umwelt und Kind, führen dazu, dass sich die verschiedenen Facetten und Themen der *Keiraku* entfalten können. Ob sich allerdings dieser Prozess zur Gänze vollzieht oder nicht, hängt davon ab, wieviel Raum, Unterstützung, Verständnis und Anerkennung seiner Fähigkeiten das Kind in dieser Entwicklungszeit erhält. Erhält es nicht die entsprechende Unterstützung, kann das zum Entstehen bestimmter Handlungsmuster führen. Das bedeutet unter energetischem Aspekt, dass die *Keiraku* nicht die erforderliche Stimulation erhielten.

Beispiel

Der fünfjährige Max ist bei seiner Tagesmutter. Diese schlägt vor, dass er und drei andere gleichaltrige Kinder ein Spiel spielen, bei dem sie auf einem Bein hüpfen sollen. Damit sie dabei ihr Gleichgewicht halten können, brauchen sie dazu ihre Mitte, ein Entwicklungsschritt, der sich im Alter von etwa drei Monaten durch Hand-/Hand- und Fuß-/Fußkontakt über der Körpermitte gebildet haben sollte. Das allerdings war bei Max nicht der Fall, weshalb er sich auch nicht ausbalancieren kann. Sein Hüpfen sieht sehr ungeschickt aus, gerade zwei Hüpfer schafft er mit viel Armwedeln. Schnell verliert er die Lust zum Weitermachen und rennt aus dem Zimmer, die Tür hinter sich zuschlagend.

In diesem Fall wird ersichtlich, wie sich eine **nicht** vollzogene Entwicklung auf der Entwicklungsebene der Drei Meridian-Familien auf die Entwicklung der *Keiraku* auswirken kann – motorisch, emotional und sozial.

Grenzen und Strukturen

Die *Keiraku* helfen – nach Entwicklung – dem Kind zum einen bei der Anpassung an seine körperlichen, seelischen und sozialen Bedürfnisse, zum andern unterstützen sie die Suche nach Anerkennung und einer guten Beziehung zum Umfeld – was nicht immer konfliktfrei abläuft.

Kinder brauchen in dieser Entwicklungsphase ein echtes Gegenüber, das nicht physisch, sondern auch gedanklich für sie da ist. Nur so lassen sich die eigenen Fähigkeiten und Stärken erproben.

Kinder in der *Keiraku*-Entwicklungsphase sind verletzlich, dynamisch und sehr empfänglich für Einflussfaktoren aus der Außenwelt. Für sie wird diese Phase begleitet von einem emotional anstrengenden und zugleich spannenden Prozess, der mit riesigen Lern- und Wachstumssprüngen einhergeht, der sie aber auch unsicher macht. Gerade jetzt braucht das Kind die Gelegenheit, seine Grenzen – die Grenzen seines Könnens und die seiner Kräfte – auszuloten. Es provoziert Grenzsituationen, damit es seine Grenzen kennenlernt und gleichzeitig lernt, diese zu überwinden. Hat es nicht die Chance dazu, kann es seine eigenen Fähigkeiten und die Fortschritte seiner Erfahrung auch nicht unter Beweis stellen. Vielmehr macht es dann die Erfahrung, dass es inkompetent und hilflos ist.

Für die Entwicklung des Kindes ist es wichtig, dass es klare Grenzen und Strukturen geboten bekommt, um sich einerseits sicher zu fühlen und andererseits ein Gefühl von Freiheit zu erfahren.

Ausreifung der *Keiraku*

Die stürmische Entwicklung im Kindergarten- und Vorschulalter bildet bei vollständiger Ausreifung der *Keiraku* die Grundlage für ein harmonisches Bewegungsmuster und eine ökonomische innere und äußere Haltung. Bewegungsabläufe haben sich automatisiert, das Kind muss beim Fahrradfahren nicht mehr überlegen, welcher Fuß nun ins Pedal treten muss, der Jugendliche zeigt blitzschnelle Reaktionen beim Tennisspiel und der Erwachsene muss beim Autofahren nicht auf die Gangschaltung achten.

Die ausgeprägte Wirkung der *Yin-* bzw. der *Yang-Keiraku* in ihrer ungefilterten motorischen und emotionalen Ausdrucksform weicht einem immer mehr in Erscheinung tretenden Innen-/Außenabgleich (*Yin-Yang* und *Yang-Yin*) und damit einem abgestuften, situationsgemäßen Verhalten. Das Kind wird reif für den Übergang zu den Fünf Wandlungsphasen.

Themen der Sechs *Keiraku*

Wie die Drei Meridian-Familien haben auch die Sechs *Keiraku* ihre spezifischen Themen:

Vorderer *Yang-Keiraku*	Reaktion auf die aus der Umwelt eingegangenen Informationen
Vorderer *Yin-Keiraku*	Wahrnehmen der eigenen Grenzen und die der anderen
Hinterer *Yang-Keiraku*	Sich aufrichten und aktiv werden
Hinterer *Yin-Keiraku*	Vitalität und Vertrauen ins Leben
Seitlicher *Yang-Keiraku*	Konfliktbewältigung und Handlungsfähigkeit
Seitlicher *Yin-Keiraku*	Stärke und Selbstvertrauen

Transfer der *Keiraku* ins Erwachsenenalter: Das Kindergartenkind in uns

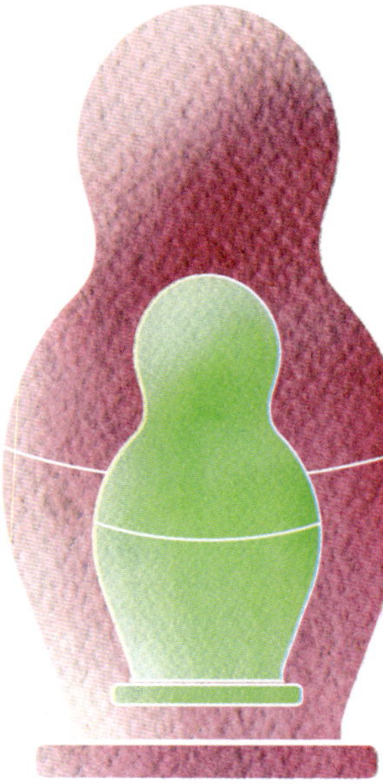

Als Erwachsene kennen wir die Tage, an denen wir aufrecht durchs Leben gehen und unsere Umwelt uns ein Lächeln schenkt. Dann aber gibt es Tage, an denen die Schwerkraft uns nach unten zieht. Die Schultern hängen genauso wie die Mundwinkel herab und dort, wo wir einige Tage zuvor ein Lächeln geschenkt bekamen, lächelt uns keiner an.

Unsere Körperhaltung und unsere Bewegungen drücken aus, wer wir sind und wie wir uns fühlen. Hier zeigt sich die Innen-Außen-Verbindung der *Keiraku* und ihr Einfluss auf unsere Bewegung und Haltung, sowohl innerlich als auch äußerlich. Emotion und Körper befinden sich in ständiger Wechselwirkung. Deshalb sind wir auch irritiert, wenn körperlicher und sprachlicher Ausdruck nicht zusammenpassen – z.B. ein häufig grimmig dreinschauender Mensch, der von sich behauptet, ein fröhlicher Mensch zu sein.

Wie bei den Meridian-Familien besteht auch die Aufgabe der *Keiraku* darin, uns bei der Bewältigung anstehender Lebensaufgaben zu helfen. Je nachdem, welche *Keiraku* situativ im Vordergrund stehen oder gefordert sind, werden wir die Welt sehr unterschiedlich erleben. Idealerweise haben wir Zugang zu einem möglichst breiten Spektrum unserer *Keiraku,* d.h. zum jeweiligen Zeitpunkt zu den jeweiligen geforderten *Keiraku.*

Voraussetzung dafür ist, dass wir Zugang zu unserer Mitte haben. Ist das der Fall, dann empfinden wir Achtsamkeit, mitfühlende Verbundenheit und ruhige zuversichtliche Klarheit. Von hier aus können wir uns selbst und andere durch freundliche, nicht verurteilende Augen sehen. In diesem Bewusstseinszustand des Selbst oder der Mitte sind wir in der Lage, die verschiedenen *Keiraku*-Aspekte zu beobachten, ohne von ihnen vereinnahmt zu werden.

Die folgenden Beispiele sollen das veranschaulichen:

- Haben die vorderen *Yin-Keiraku* (Mi-Lu) die Überhand, dann begegnen wir der Welt mit unserem sorgenvollen Ich und sind ständig beunruhigt, dass etwas schieflaufen könnte. Sind die *Keiraku* in einem ausgeglichenen Zustand, dann geben uns die vorderen *Yin-Keiraku* eine mitfühlende Gelassenheit.

- Dominieren die seitlichen *Yang-Keiraku* (SJ-Gb), dann sind wir schnell wutentbrannt oder selbstzerstörerisch. Spielen jedoch die seitlichen *Yang-Keiraku* im Orchester aller *Keiraku* wieder ihre die ihnen zugedachte Rolle, dann können sie ihre schützende Funktion ausüben, ohne dass wir es nötig haben, in exzessive Wut zu verfallen.

- Die hinteren *Yin-Keiraku* (Ni-He) sichern unser Überleben, indem diese dafür sorgen, dass wir in bestimmten Situationen vorsichtig und umsichtig agieren.

Wann immer es im Leben um Haltung und Bewegung geht, kommen die *Keiraku* ins Spiel. Schauen wir uns Fußballer an. Haben sie ein Tor geschossen und sind euphorisch oder sind sie nach einem Foul stinksauer, dann zeigen sich die *Keiraku*-Bewegungs- und -Haltungsmuster wie aus dem Lehrbuch: spontan, exzessiv und ungefiltert. Auch unsere Alltagsbewegungen, die wir ohne nachzudenken ausführen, verdanken wir unserer Spielwiese/unserem Trainingslager aus der Kindergartenzeit. Dasselbe gilt für die sogenannte Work-Life-Balance, den gesunden Wechsel zwischen Aktivitäten und Ruhe, zu dem uns die ausgeglichenen *Keiraku* verhelfen.

Viele asiatische Bewegungsformen zur Kultivierung von Körper und Geist, wie Taijiquan, Qigong oder Sōtai, führen zu einer Aktivierung der *Keiraku*. Die Vorstellung, dass bei solchen Bewegungsformen z.B. nur der Lungen-Meridian beeinflussbar ist, ohne dass gleichzeitig auch der Milz-Meridian mitwirkt, entspricht nicht den Erkenntnissen aus der Praxis: Was für den Einsatz der Muskeln bei einer Bewegung gilt – nämlich, dass Agonist und Antagonist und weitere Muskeln der entsprechenden Muskelkette die Bewegung ausmachen, – gilt auch für die Meridiane.

Weil die *Keiraku* maßgebend sind für Bewegung und (innere) Haltung, können wir unseren Alltag mühelos und kraftsparend bewältigen, vorausgesetzt, das *Ki* ist im Fluss und die *Keiraku* arbeiten zusammen. Auf diese Weise werden automatisierte Bewegungen möglich, wie wir sie beispielsweise zum Fahrradfahren oder Autofahren benötigen. Auch dass wir uns automatisch auf den Stuhl am Esstisch setzen, ohne vorher prüfen zu müssen, ob der Stuhl plötzlich höher oder niedriger geworden ist, verdanken wir dem Zusammenspiel der *Keiraku*.

Fushime

Zusammenspiel der Sechs *Keiraku*

Während das Baby auf der Ebene der Drei Meridian-Familien die grundlegenden Fähigkeiten für das ganze Leben erhält, erprobt das Kleinkind bzw. Kindergartenkind in der *Keiraku*-Entwicklungsphase diese Fähigkeiten und testet sie ausgiebig aus. Dadurch können sich differenzierte und vielfältige Bewegungsmöglichkeiten sowie Koordination und Feinmotorik entwickeln. Ihre Aufmerksamkeit können die Kinder gezielt nach außen richten und dabei trotzdem gut bei sich bleiben. Damit haben sie die Grundkompetenz für die Schule erworben.

Damit Bewegung stattfinden kann, müssen von den drei *Yin*- und drei *Yang-Keiraku* immer das einer Meridian-Familie entstammende *Yin*- und *Yang-Keiraku*-Paar zusammenspielen und harmonieren. So wird fließende, kraftsparende Bewegung möglich. Das Zusammenspiel zweier *Keiraku* (*Yin*- und *Yang-Keiraku* der jeweiligen Familie) spiegelt sich in bestimmten Bewegungskonstellationen wider.

Die folgenden Funktionstests geben uns Hinweise darauf, ob unsere Sechs *Keiraku* im Gleichgewicht sind:

Funktionstest für die vorderen *Keiraku* (Di-Ma und Mi-Lu)
Man stellt sich auf ein Bein. Das andere im Knie gebeugte Bein sollte frei hängen. Die Arme werden vor der Brust gekreuzt. Dann zählt man bis 10. Danach wird dieser Test auf dem anderen Bein stehend durchgeführt. Im Anschluss wird der gesamte Test wiederholt – jetzt aber mit geschlossenen Augen.

Die vorderen *Keiraku* sind voll funktionstüchtig, wenn

- die Aufgabe ohne Hilfestellung oder Ausgleichsbewegungen bewältigt werden kann
- der Test auf beiden Seiten gleichermaßen durchgeführt werden kann
- die Hände an der Brust bleiben
- das gebeugte Bein nicht das andere Bein oder den Boden berührt.

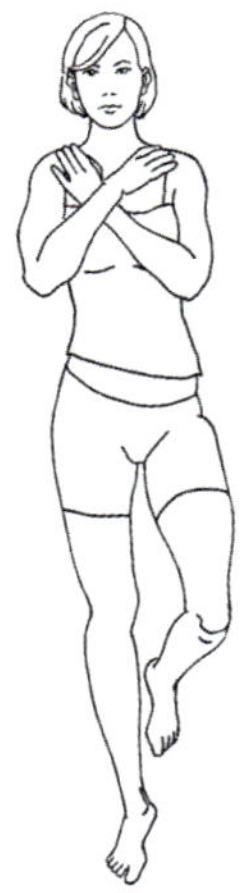

Abb. 6.4a

Funktionstest für die seitlichen *Keiraku* (SJ-Gb und Le-Pe)
Man steht mit geschlossenen Beinen auf dem Boden, springt aus dem Stand hoch und versucht, sich dabei um 180° zu drehen. Der Drehsprung wird über die andere Seite wiederholt.

Die seitlichen *Keiraku* sind voll funktionstüchtig, wenn

- die Aufgabe ohne Hilfestellung bewältigt werden kann
- die „Landung" sicher ist
- die „Landung" mit geschlossenen Beinen erfolgt
- die Drehung über beide Seiten gleichermaßen durchgeführt werden kann.

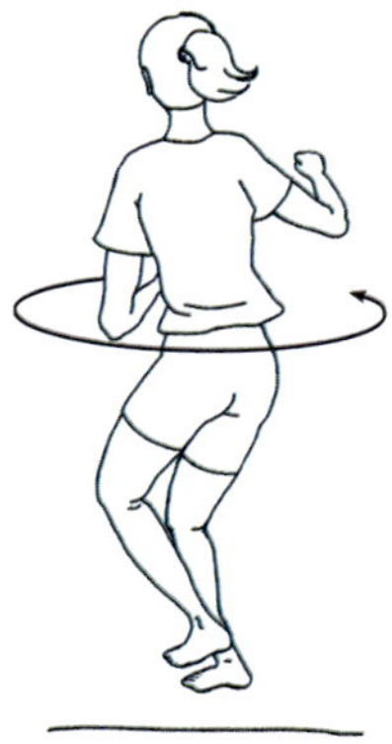

Abb. 6.4b

Funktionstest für die hinteren *Keiraku* (Dü-Bl und Ni-He)
Man geht auf einer Linie drei Meter rückwärts.

Die hinteren *Keiraku* sind voll funktionstüchtig, wenn

- die Aufgabe ohne Hilfestellung oder Ausgleichsbewegungen bewältigt werden kann
- beim Rückwärtsgehen nicht nach hinten geschaut werden muss
- die Linie nicht verlassen wird
- das Rückwärtsgehen sicher durchgeführt werden kann.

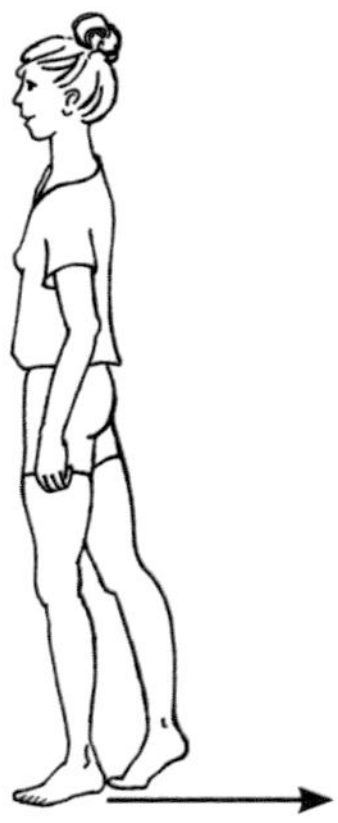

Abb. 6.4c

7 Die dritte energetische Entwicklungsebene: Von der Schulfähigkeit zum Erwachsenen

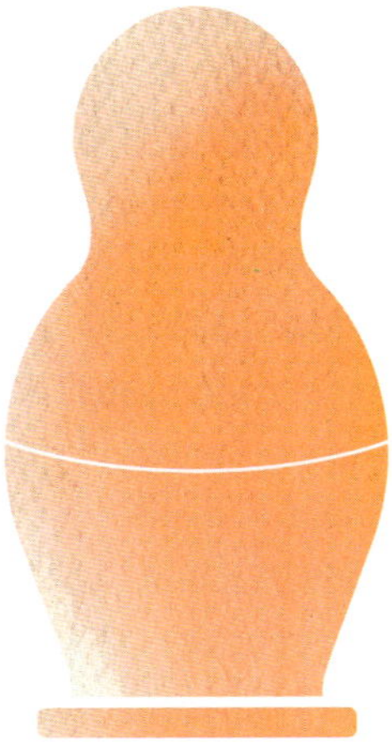

Übergang von den *Keiraku* zu den Fünf Wandlungsphasen

Die Oben-Unten-Verbindungen der jeweiligen *Yin-* und *Yang-Keiraku* sind die Grundlage, um die motorische Erfahrung der Aufrichtung energetisch zu ermöglichen. Mit Abschluss dieses Entwicklungsschrittes laufen sämtliche Grundmuster der Bewegung „automatisiert" ab. Das Kind ist nun in der Lage, auf einem Bein zu stehen und zu hüpfen, es kann auf einen Baum klettern, es kann rückwärtslaufen, es kann balancieren und es kann Fahrrad fahren – und das alles, ohne darüber nachzudenken, welches Bein, welcher Arm oder welche Hand auf welche Art und Weise in Bewegung gesetzt werden muss.

Im Rahmen einer Sozialisationsentwicklung kommt es zunehmend zu einer Auseinandersetzung zwischen der Innen- und der Außenwelt. Auf Meridian-Ebene bedeutet das, dass sich die „inneren" *Yin*-Meridiane nach den „äußeren" *Yang*-Meridianen orientieren und umgekehrt. So können sich durch die *Yang*-Meridiane äußere Einflüsse auf das Innenleben des Kindes auswirken und über die *Yin*-Meridiane die innere Befindlichkeit als emotionaler Ausdruck in die Außenwelt transportiert werden. Auf diese Weise findet ein ständiger Abgleich zwischen äußeren Anforderungen und inneren Bedürfnissen statt – was nicht immer konfliktlos geschieht. Aus diesen Erfahrungen heraus lernt das Kind, sein zukünftiges Verhalten zu modifizieren und an die jeweilige Situation anzupassen und befindet sich damit auf der nächsten energetischen Entwicklungsebene, auf der Ebene der Fünf Wandlungsphasen.

Sobald die Aufwärts-/Abwärtsverbindungen der Sechs *Keiraku* mit den jeweiligen Entwicklungsaufgaben gereift sind, kann sich das Kind in der Welt auf koordinierte und komplexe Weise bewegen. Eine zusätzliche Meridian-Konstellation hat sich gebildet, die die Innen- und Außenwelt eines Kindes miteinander verbindet – das Kind hat die Ebene der Fünf Wandlungsphasen erreicht (s. S. 16).

Aufgrund des in unserer westlichen Denkweise häufig anzufindenden Kausalitätsbedürfnisses sind wir geneigt, anhand des Modells der Fünf Wandlungsphasen unterscheidbare Stadien der Lebensenergie zu beschreiben – fünf „Schubladen", mit deren Hilfe wir meinen, fünf isolierte Stadien eines Kreislaufs unterscheiden zu können. Dies ist jedoch monokausal gedacht, denn die Wandlungsphasen beschreiben – wie der Name schon sagt – einen kontinuierlichen Wandel, eine ständige Änderung und Umwandlung. Die Welt mit ihrer Vielfalt an Erscheinungen bietet mehr Facetten als schwarz – weiß, Sommer – Winter, Tag – Nacht. Da sind die Übergänge, die Phasen zwischen den Extremen. Da ist der Sommer, der sich zum Spätsommer neigt, wir spüren die noch warmen Tage, ahnen aber am Abend und in den frühen Morgenstunden, dass sich in der Natur eine Veränderung vollzieht. Diese Phasen der Änderung und Umwandlung finden eine Entsprechung in dem Konzept des Innehaltens – *Fushime* –, in den Übergangszeiten zwischen den energetischen Entwicklungsstufen (s. S. 6).

Meridian-Kopplung der Fünf Wandlungsphasen

Jeweils ein *Yin*-Meridian bildet zusammen mit einem *Yang*-Meridian ein Meridian-Paar, das einer Wandlungsphase zugeordnet ist. Die grundlegenden Aufgaben beider Meridian-Gruppen bestehen darin, dass die *Yin*-Meridiane vorwiegend für die innere Bewegung zuständig sind, während die *Yang*-Meridiane den Bezug zur Umwelt halten (Ausdruck nach außen). In den Abbildungen 7.1a–7.1f sind die *Yin*-Meridiane mit heller Farbe, die *Yang*-Meridiane mit kräftiger Farbe gekennzeichnet.

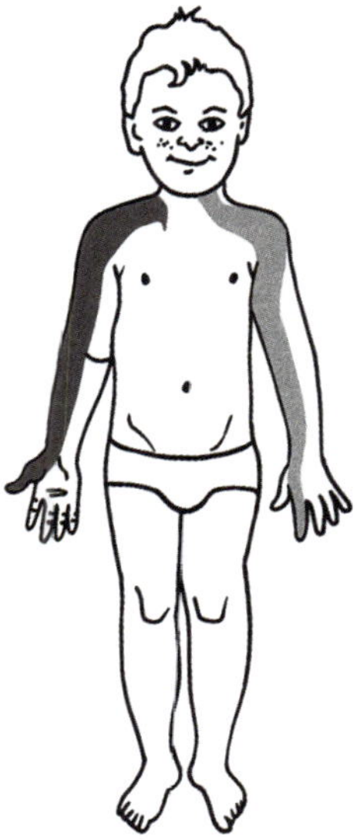

Abb. 7.1a Wandlungsphase Metall (Lu/Di)

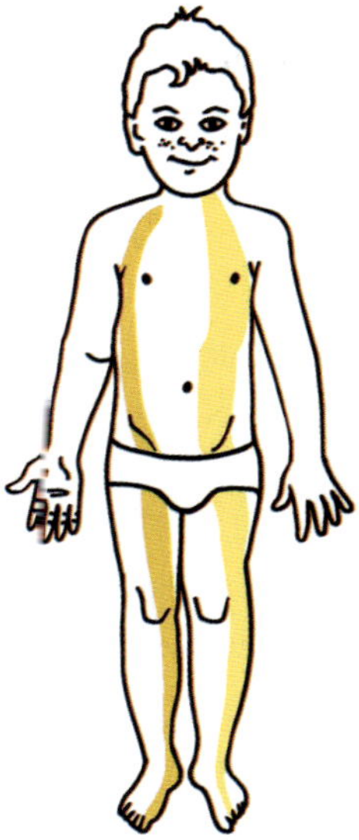

Abb. 7.1b Wandlungsphase Erde (Ma/Mi)

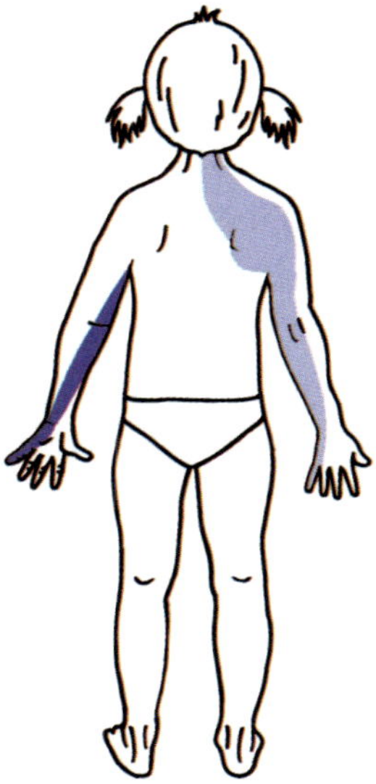

Abb. 7.1c Wandlungsphase Feuer (He/Dü)

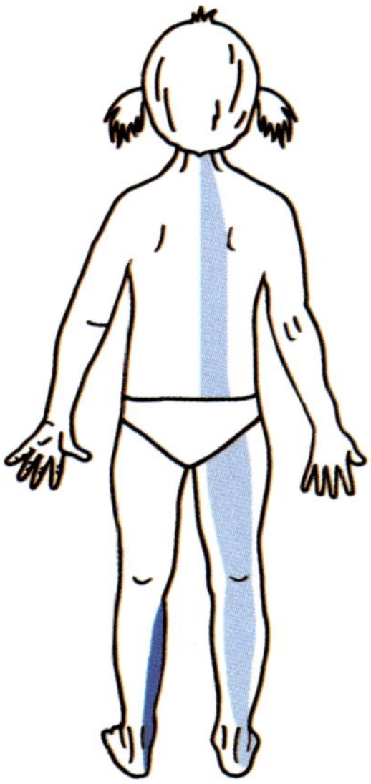

Abb. 7.1d Wandlungsphase Wasser (Bl/Ni)

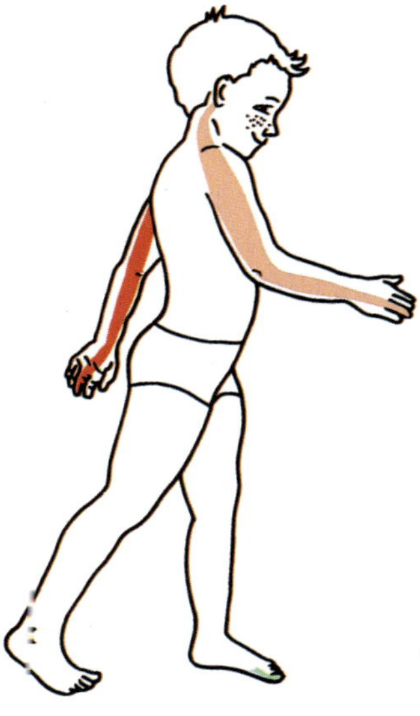

Abb. 7.1e Wandlungsphase Feuer (Pe/SJ)

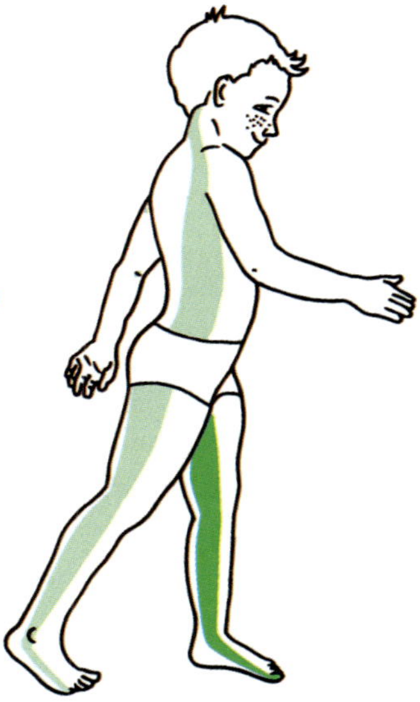

Abb. 7.1f Wandlungsphase Holz (Gb/Le)

Schulfähigkeit

Mit der Herausbildung der Fünf Wandlungsphasen und der Meridian-Paarung hat das Kind seine Schulfähigkeit erworben. Früher ging man davon aus, dass man nur abwarten müsse, bis die biologischen Voraussetzungen dazu führen, dass das Kind „reif“ für die Schule sei. Daher stammt der im 19. Jahrhundert weit verbreitete Begriff der Schul-*Reife*. Allerdings zeigten Untersuchungen, dass Umwelteinflüsse, wie z.B. die Lernmöglichkeiten in Familien und in Kindertageseinrichtungen, viel wichtiger für die Erlangung der Kompetenzen sind, die Kinder brauchen, um den Schulalltag erfolgreich zu bewältigen (Griebel, Minsel 2007).

Schulfähigkeit ist also das Ergebnis eines langen Entwicklungsprozesses, wobei soziale Erfahrungen und Anregungen in den ersten sechs Lebensjahren eine wichtige Rolle spielen. Am Ende dieses Entwicklungsprozesses befindet sich das Kind, das fähig und bereit sein sollte, ein Schulkind zu werden. Es sollte den Anforderungen, die mit Schulfähigkeit verknüpft werden, gerecht werden. Dazu gehören kognitive Leistungen, soziale Kompetenzen, Kompetenzen der Arbeitshaltung und Motivation wie auch die körperliche Verfassung.

Mit dem Erlangen der Schulfähigkeit beginnt das Kind verstärkt an der **Verfeinerung und Spezialisierung seiner Motorik** zu arbeiten. Es entdeckt seinen sportlichen Ehrgeiz – nicht mehr nur das Spielerische, sondern auch die Ansprüche an die eigenen Leistungen stehen zunehmend im Vordergrund.

So widmet es sich beispielsweise im Sportverein jener Sportart, die ihm am ehesten liegt. Das kann ein kampfbetonter Gruppensport sein oder eine Sportart, in der es sich lieber als „Einzelkämpfer“ behauptet. Es kann sich um sportliche Betätigungen handeln, die eher Ausdauer verlangen oder bei denen eher Geschicklichkeit gefragt ist. Wendigkeit, Beweglichkeit, Kraft, Schnelligkeit oder auch körperliche Grenzerfahrungen sind die körperlichen Herausforderungen, die das Kind jetzt gezielt sucht. Gleichzeitig findet eine Identifizierung mit dem eigenen Geschlecht mit zunehmend typischem Verhalten statt. Lehrer und Mitschüler werden zu neuen Bezugspersonen.

Auch auf **emotionaler Ebene** findet ein „Fein-Tuning“ statt. Die Welt wird vielschichtiger wahrgenommen und differenzierter begriffen. Das Kind ist in der Lage, sich nicht nur in andere Menschen hineinzudenken und wahrzunehmen, was diese fühlen, sondern es ist auch handlungsfähig und entwickelt, abhängig von den unterschiedlichen Lebenssituationen, individuelle Reaktionsmuster.

Dies unterscheidet sich von der Ausdrucksform auf der *Keiraku*-Entwicklungsebene, auf der sich die emotionalen Ausdrucksmöglichkeiten eher ungefiltert äußern und durch ihre Plötzlichkeit charakterisiert sind.

Mit dem Erreichen des Entwicklungsstadiums der Fünf Wandlungsphasen hat sich die vollständige *Yin-Yang*-Paarung der Meridiane entwickelt. Sie bieten mehr Strategien zur Lösung und Entwicklung komplexerer Reaktionen auf Emotionen und Konflikte im Leben.

Unter dem Aspekt der **Sozialisation** spielen bei der Einschulung Gruppenfähigkeit und soziale Reife eine zentrale Rolle. Kann das Kind aushalten, mal nicht gelobt zu werden oder im Mittelpunkt zu stehen? Kann es sich aus seiner gewohnten Rolle der kleinen Prinzessin oder des kleinen Prinzen lösen? Hält es Konflikte oder Misserfolge aus? Kann es im Unterricht stillsitzen, sich konzentrieren und selbstständig arbeiten?

Unter energetischer Betrachtung lässt sich an folgenden Zeichen erkennen, dass ein Kind das Entwicklungsstadium der Fünf Wandlungsphasen erreicht hat:

- Es kann Emotionen in einer Weise ausdrücken, die für eine bestimmte Situation angemessen sind.
- Es kann Lösungen finden, die auch für andere passen.
- Es hat eine Vielfalt an Handlungsstrategien zur Verfügung.
- Es hat die Fähigkeit, seine eigenen Bedürfnisse während des Schulunterrichts beiseite zu legen und über längere Zeiträume hinweg aufmerksam zu sein.
- Es zeigt die Fähigkeit, in der neuen Umgebung der Schule Freundschaften aufzubauen und den Verlust alter Freunde aus dem Kindergarten zu verarbeiten.

Kann also ein Kind diese Fähigkeiten abrufen, dann hat es die notwendigen sozialen Kompetenzen, um für die Schule bereit zu sein. Damit sind die Fünf Wandlungsphasen in ihrem Element. Das bedeutet aber nicht, dass die vorher durchlaufenen Entwicklungsstufen im Nirgendwo abtauchen.

Die energetische Verbindung zwischen den Drei Meridian-Familien und den Sechs *Keiraku*

Die energetischen Verbindungen zwischen den Drei Meridian-Familien und den Sechs *Keiraku* bleiben weiterhin bestehen.

Die Drei Meridian-Familien sind und bleiben die Ressourcen, auf die das Schulkind (wie auch der Erwachsene) in schwierigen Lebensphasen zurückgreifen kann und die es stärken – zum Beispiel:

- Durch die vordere Familie macht das Schulkind die Erfahrung „Ich bin es wert, Aufmerksamkeit zu bekommen" und schöpft daraus die Kraft und die Stärke, vor der gesamten Klasse ein Referat zu halten.
- Durch die hintere Familie hat das Kind die Erfahrung gemacht „Ich darf mir eine Pause gönnen" und ein Gespür dafür entwickelt, wann es sich ausruhen sollte – und gesteht sich auch das Ausruhen zu.

Ab dem Schulalter sollten alle Sechs *Keiraku* in ihrem Zusammenspiel automatisierte und ökonomische Bewegungsabläufe für den Alltag zur Verfügung stellen können – zum Beispiel:

- Das Schulkind kann sich auf dem Stuhl sitzend hinunterbeugen, um ein Buch aus der Schultasche hervorzuholen, ohne mit dem Stuhl umzukippen und ohne Lärm zu veranstalten. Gleichzeitig kann es sich merken, welche Seite im Buch es aufschlagen soll.
- Ein Kind kann im Schulalter Fahrrad fahren, ohne schauen oder überlegen zu müssen, was die Füße tun. Alle seine Reflexe sind integriert. So kann es auf den Verkehr achten.

Somit hat das Schulkind, je nach Situation, Zugriff auf die passende energetische Verbindung (Familie – *Keiraku* – Wandlungsphase). Dieser Zugriff ist ihm aber verwehrt, wenn die energetische Verbindung auf der entsprechenden Entwicklungsebene nicht zur Ausreifung kam.

Themen der Fünf Wandlungsphasen

Wie die Sechs *Keiraku* haben auch die Fünf Wandlungsphasen ihre spezifischen Themen, Symptome bei Störung und Verhalten unter Stress, die als grober Überblick in der folgenden Tabelle zusammengefasst sind (Kalbantner-Wernicke 1998).

Wandlungsphase	Themen	Symptome bei Störung	Verhalten bei Stress
Holz	• Bewegungsausdruck, Bewegungskoordination • Grobmotorische Fähigkeiten • Entdeckerfreude	• Kopfschmerzen • Mangelnde Flexibilität der Muskeln • Grobmotorische Auffälligkeiten • Gleichgewichtsprobleme • Niedrige Frustationsschwelle	• Reizbar, ungeduldig, geht in Konfrontation • Überheblich • Unentschlossen • Wutausbrüche
Feuer	• Erleben des Miteinanders, Wir-Gefühl • Atmosphäre, Beziehungspflege • Lebensfreude, Bewegungsfreude, Begeisterungsfähigkeit (großes Feuer) • Sprachlicher Ausdruck	• Schlaflosigkeit • Ständiges Schwitzen • Müdigkeit, Rastlosigkeit • Rotes Gesicht • Sprech- und Sprachstörungen	• Unbeteiligt • Unangemessener Humor • Selbstsüchtig, aufgeregt • Schlechtes Erinnerungsvermögen
Erde	• Achtsamkeit • Eigenen Standpunkt einnehmen • In sich ruhen	• Erschöpfung • Lockeres, schwabbeliges Gewebe • Trockener oder klebriger Mund • Verdauungsstörungen • Übergewicht, Essstörungen	• Zerstreute Denkweise • Zu entgegenkommend • Übereifrig • Fehlen eigener Ideen/Gedanken • Konzentrationsschwierigkeiten
Metall	• Eigenwahrnehmung und soziale Kompetenz • Respekt vor den eigenen Grenzen und denen der Mitmenschen • Fähigkeit zur Akzeptanz, Toleranz und Anerkennung	• Probleme des respiratorischen Systems (Asthma, Bronchitis, trockener Husten, Allergien) • Unregelmäßiger Stuhlgang, Verstopfung • Nebenhöhlenentzündung • Erkältungsneigung • Distanzloses Verhalten	• Rechthaberisch • Unordentlich • Perfektionistisch • Mangelnde Selbstdisziplin • Schwierigkeiten mit Autoritäten • Fehlendes Selbstwertgefühl
Wasser	• Bereitschaft, Situationen anzunehmen • Mut, sich auf Neues einzulassen • Zuhören können • Entspannungsfähigkeit, zur Ruhe kommen	• Blasenentzündung • Fehlhaltung, Skoliose • Angespannt, überreagierend • Mangelndes Durchhaltevermögen • Probleme mit der Tiefenwahrnehmung • Ruhelosigkeit	• Sich Sorgen machen • Vermeidet neue Situationen • Furcht, Angst • Pessimistisch • Geht nicht aus sich heraus

Durch genaues Beobachten erhalten wir eine Fülle von Informationen über einen Menschen. Dabei bieten uns die Wandlungsphasen eine Orientierung und Ordnung. Aus den vielen gesammelten Mosaiksteinchen entsteht ein Gesamtbild, das es uns erlaubt zu erspüren, was dem Wesen eines Kindes sein besonderes Gepräge gibt. Dies erfordert vom Beobachter Offenheit und Unvoreingenommenheit. Das bedeutet vor allem auch, dass wir uns nicht bereits aus den Vorinformationen auf ein Bild festgelegt haben und versuchen, das Kind auf der Basis der Fünf Wandlungsphasen in Schubladen einzuordnen – wie wir es mit den Untersuchungsbefunden in der westlichen Medizin häufig erleben. Wir sollten auch darauf achten, dass wir unsere Wahrnehmung nicht auf Einseitigkeiten, Defizite und Abweichungen von der Norm fixieren, weil dann wenig Spielraum für individuelle Besonderheiten bleibt. Es geht darum, die Möglichkeiten und Fähigkeiten eines Kindes wahrzunehmen, um dort ansetzen zu können.

Die Persönlichkeit eines Kindes wird durch seine individuelle Mischung aus den Zutaten der Wandlungsphasen und den verschiedenen energetischen Ebenen geformt, die sich – je nach Situation – unterschiedlich darstellen können. Es geht um die Vielfalt, damit die verschiedenen Qualitäten mit ihren Gaben dem Kind in allen Situationen zur Verfügung stehen und sich entfalten können. Deshalb wird jeder Mensch seine persönlichen Ausprägungen entwickeln; dies zeigt sich sowohl in motorischen, sensorischen und emotionalen Reaktionen als auch in bestimmten Verhaltens- und Handlungsmustern.

Die auf energetischer Grundlage durchgeführte Beobachtung eines Kindes sucht nach seinen Fähigkeiten und Ausdrucksformen – nicht nach Defiziten oder Abweichungen von der Norm.

Transfer der Wandlungsphasen ins Erwachsenenalter: Das Schulkind in uns

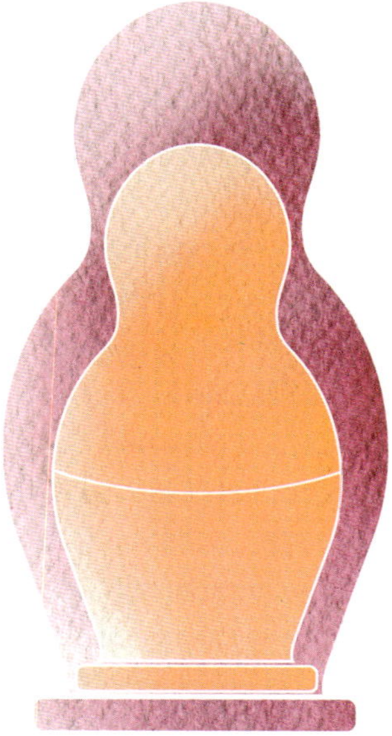

Wie die Meridian-Familien und die *Keiraku* helfen uns die Fünf Wandlungsphasen bei der Bewältigung anstehender Lebensaufgaben. Je nachdem, welche Wandlungsphase(n) in der jeweiligen Situation im Vordergrund stehen oder gefordert sind, werden wir uns entsprechend verhalten. Idealerweise haben wir Zugang zu einem möglichst breiten Spektrum der Fünf Wandlungsphasen – vorausgesetzt, wir haben auch Zugang zu unseren Meridian-Familien und zu den *Keiraku*. Denn jeder Entwicklungsschritt legt den Grundstein für den anstehenden nächsten und bleibt ein Leben lang bestehen. Dadurch können wir auch in jeder Lebenslage auf die entsprechenden Entwicklungsthemen zurückgreifen.

Hat sich jedoch ein Entwicklungsschritt nicht angemessen vor dem Übergang in den nächsten entfalten können, ist es umso schwieriger, den nächsten Entwicklungsschritt zu vollziehen. Vom Standpunkt der energetischen Entwicklung aus betrachtet befinden wir uns als Erwachsene dann noch auf der *Keiraku*-Ebene – erkennbar an einer hinterherhinkenden emotionalen und auch sozialen Entwicklung. Unter Stress oder in Situationen, die einen Zugriff auf bestimmte Entwicklungsthemen erfordern, ist dieser uns verwehrt. Dann fühlen wir uns ausgeliefert, blockiert, gelähmt oder wir reagieren über (s. Tabelle auf S. 71).

Im Erwachsenenalter ist der Zugang zu den Wandlungsphasen von großer Bedeutung. Denn je nach Situation bedarf es der jeweiligen Qualitäten einer bestimmten Wandlungsphase.

Wandlungsphase Holz

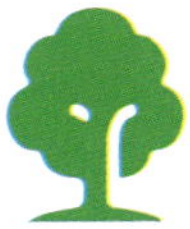

Die Energie dieser Wandlungsphase ist für Visionen und Träume in unserem Leben zuständig, den großen Plan, der sich über unser gesamtes Tun spannt, sowie für die Fähigkeit und den Mut, alle zur Umsetzung dieses Plans notwendigen Entscheidungen zu fällen. Aktionen in unserem Alltag finden hier ihren Ursprung, so beispielsweise die Entscheidung, den Arbeitsplatz zu wechseln oder ein Gericht auf der Speisekarte zu wählen. Auch Bewegungsfreude und Bewegungsausdruck in körperlicher Aktivität – vom Holzhacken bis zum Ballett – werden vom Holz genährt. Damit steht die Holz-Energie auch für die Grobmotorik und (Bewegungs-) Koordination sowie für die Fähigkeit zur Rotation. Im Bereich der für die Rotation zuständigen Muskeln (Bauchmuskulatur und seitliche Rückenmuskulatur) verlaufen Leber- und Gallenblasen-Meridian. Dementsprechend können Patienten, die an einer Rotationseinschränkung leiden, gut über den Leber- und Gallenblasen-Meridian behandelt werden.

Zur Wandlungsphase Holz gehört die Fähigkeit, Ärger, Zorn oder Wut angemessen ausdrücken und gleichermaßen aushalten zu können.

Wandlungsphase Feuer

Die Feuer-Energie ermöglicht uns das Erleben des Miteinanders – des Wir-Gefühls und der Partnerschaft. Diese Wandlungsphase gibt uns die Fähigkeit zur Klarheit in der Sprache, Kontakt aufzunehmen und diesen zu pflegen. Sie steht für die Freude an unserem Tun und für die Lebensfreude schlechthin. Damit ist die Wandlungsphase auch für die atmosphärische Wärme und das Lachen in unserem Leben verantwortlich.

Wandlungsphase Erde

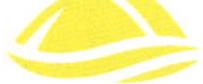

Die Erd-Energie gibt uns die Sicherheit des eigenen Standpunktes und ein Gefühl unserer Mitte. Damit erhalten wir die Fähigkeit, in uns zu ruhen. Sie ist für unser äußeres Gleichgewicht von Bedeutung, denn dieses wird ebenso wie Gleichgewichtsstörungen vom Zustand des inneren Gleichgewichts beeinflusst. Unterstützung sowie Balance zwischen Geben und Nehmen, selbst wenn die Wogen des Lebens um uns herum hoch sind, verdanken wir dieser Wandlungsphase. Weiterhin hilft sie uns, gelassen zu bleiben. Aus diesem Gefühl der Zentriertheit entsteht Achtsamkeit für uns und gleichermaßen für andere sowie die Fähigkeit zur Konzentration. Diese Wandlungsphase ermöglicht die Integration zwischen Kopf und Bauch, was insbesondere für das Lernen von Bedeutung ist.

Wandlungsphase Metall

Aus der Metall-Energie kommt der Respekt vor uns selbst und vor anderen Menschen sowie die Fähigkeit, die eigenen Grenzen und die unserer Mitmenschen wahrnehmen zu können und zu akzeptieren. Toleranz, Anerkennung und soziale Kompetenz sind Ausdruck dieser Energie. Diese Wandlungsphase gibt unserem Alltag und unserem Leben Struktur.

Auch unsere „dritte Lunge“, die Haut, wird der Wandlungsphase Metall zugeordnet. Sie ist – bezogen auf die körperliche und nicht-körperlicher Ebene – sowohl Grenz- als auch Kontaktschicht zwischen Innen- und Außenwelt. Dies zeigt sich besonders dann, wenn Störungen vorliegen: Diese können direkt auf der Haut, z.B. in Form von Allergien, in Erscheinung treten, aber auch indirekt, z.B. als taktile Störungen oder taktiles Abwehrverhalten. Gerade bei Störungen zeigt sich die enge Verbindung zwischen Haut und Lunge, wie sie bei der Symptomverschiebung Neurodermitis – Asthma zu beobachten ist. Wird eine Erscheinungsform – z.B. Neurodermitis – medikamentös durch Kortison unterdrückt, können dadurch ein bisher „schlummerndes“ Asthma oder asthmaähnliche Zustände zum Ausbruch kommen.

Wandlungsphase Wasser

Die Wasser-Energie gibt uns Mut, uns auf Neues einzulassen, sowie die Bereitschaft, die Geschehnisse, die uns im Leben begegnen, anzunehmen und mit ihnen mitzufließen. Die Wandlungsphase Wasser ermöglicht uns, mit unserer eigenen Tiefe in Kontakt zu kommen, lässt uns die Stille erfahren und schenkt uns Entspannung, Geduld und Ausdauer. Durch sie erhalten wir auch die körperliche Fähigkeit der feinmotorischen Geschicklichkeit, die ja Geduld und Ausdauer erfordert. Weiterhin wird durch diese Wandlungsphase das Bedürfnis geweckt, den Dingen auf den Grund zu gehen. Dies beinhaltet auch die Kunst des wirklichen Zuhörens.

Fushime

Wandlungsphasen

Sind die Wandlungsphasen im Fluss, dann durchlaufen wir zu jeder Tages- und Jahreszeit diesen Kreislauf. Alle Prozesse unterliegen diesem Fluss und können den Wandlungsphasen zugeordnet werden, etwa wenn wir ein Projekt in Angriff nehmen:

- Zunächst haben wir eine Idee, aus der ein Plan entsteht (→ Holz),
- sind dann mit Feuereifer dabei (→ Feuer),
- schaffen es, das Projekt „rund" zu machen (→ Erde),
- sortieren aus, was für das Projekt wirklich relevant ist und was nicht (→ Metall),
- lehnen uns zurück und halten inne, um den Erfolg zu genießen (→ Wasser) – bevor wir mit dem nächsten Projekt beginnen.

Wann immer wir in einer Phase ins Stocken kommen oder gar unser Projekt abbrechen, dann ist der Kreis der Fünf Wandlungsphasen nicht im Fluss und kostet uns viel Energie. Kreativität, Handlungsvielfalt, Möglichkeiten für Lösungsstrategien sind Geschenke eines freien Flusses der Fünf Wandlungsphasen.

Mittels folgender Fragen können wir Erkenntnisse über unsere Stärken und Schwächen in den Wandlungsphasen erhalten:

Holz

- Kann ich Aufgaben delegieren oder auf eine Liste für später setzen?
- Was muss ich erledigen, was kann ich erledigen?
- Was sollte ich als nächstes tun?
- Wie weit kann ich vorausplanen?
- Habe ich meine Ziele zu hochgesteckt?
- Möchte ich diese überhaupt erreichen?

Feuer

- Was macht mir in meinem Leben Freude?
- Wie bringe ich diese zum Ausdruck?
- Fokussiere ich mich zu viel oder zu wenig darauf?
- Träume ich davon oder ergreife ich auch die Initiative, um Freudiges zu tun?
- Was schafft in meinem Leben Leichtigkeit, Lachen, ein Gefühl von Gemeinschaft und Partnerschaft?
- Wie sieht meine Kommunikation mit anderen aus?
- Gibt es etwas, was ich in genau in dieser Situation klar kommunizieren sollte?

Erde

- Was unterstützt mich im Leben oder in einer bestimmten Situation?
- Wie unterstütze ich andere?
- Sorge ich mich genug um mich und um andere?
- Was brauche ich, um in meinem Leben einen stabilen Boden unter meinen Füßen zu haben?
- Fühle ich mich stark genug, um Mitgefühl für andere zu haben?

Metall

- Gibt es irgendetwas, über das ich in meinem Leben oder in dieser Situation gerade nachdenken muss?
- Wie kann ich für mich und für andere mit Respekt Grenzen setzen und Achtsamkeit ausüben?
- Was ist das Wertvollste, was ich mir in diesem Moment im Leben wünsche?
- Wen oder was muss ich in meinem Leben mit Respekt würdigen?
- Was muss ich im Leben aussortieren?
- Was ist mir in meinem Leben am wertvollsten?

Wasser

- Gibt es irgendetwas, was in meinem Leben Angst oder Furcht in mir auslöst?
- Worauf muss ich achten?
- Worauf muss ich hören?
- Kann ich entspannen, ohne dabei das Gefühl zu haben, dass ich noch etwas erledigen muss?
- Wie kann ich Entspannung, Gelassenheit, Leichtigkeit, Stetigkeit und Kraft in mein Leben bringen?

8 Die vierte energetische Entwicklungsebene: Die Erwachsenenzeit

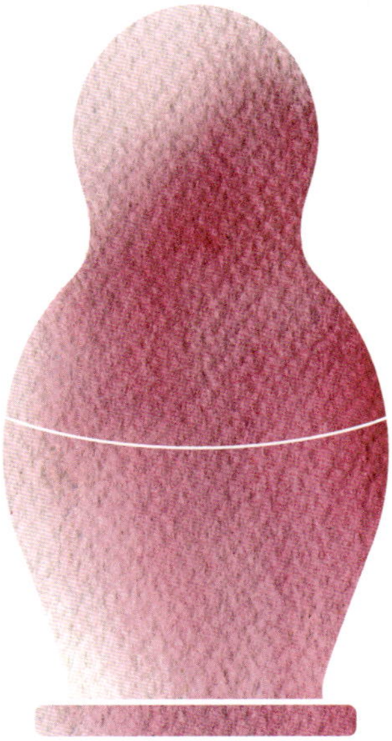

Mit der vollständigen Entfaltung der Fünf Wandlungsphasen hat die energetische Entwicklung die letzte Reifestufe erreicht: **Die Zwölf Haupt-Meridiane** haben sich nun als eigenständige Einzel-Meridiane mit ihren speziellen Aufgaben entwickelt. Sie bilden im Innern ein ausgereiftes Netzwerk zwischen Organen, Bindegewebe, Muskeln, dem Nervensystem, der mentalen und der emotionalen Ebene und verbinden das Innere mit der Umwelt.

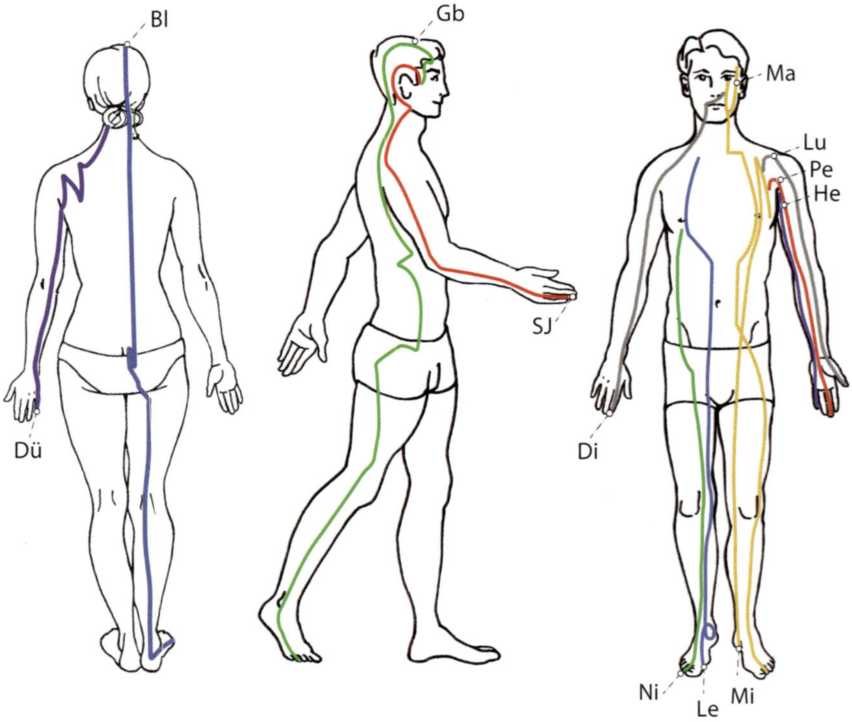

Abb. 8.1 Das System der Zwölf Haupt-Meridiane

Dieser Entwicklungsschritt sollte im Erwachsenenalter vollzogen sein – nach klassischer Vorstellung bei Mädchen mit 3 × 7 Lebensjahren und bei Jungen mit 3 × 8 Lebensjahren (der Gedanke, dass sich die Entwicklungsschritte in 7er- bzw. 8er-Zyklen vollziehen, geht auf den Klassiker des Gelben Kaisers, Einfache Fragen, Kap. 1 zurück).

Hier ein Überblick der Zwölf Haupt-Meridiane mit ihren jeweiligen Funktionen (für eine ausführliche Beschreibung der Funktionskreise verweisen wir auf die entsprechende Literatur):

Lungen-Meridian	Bereit sein fürs Leben und Aufnahme von *Qi/Ki*
Dickdarm-Meridian	Altes loslassen und Ballast abwerfen
Magen-Meridian	Infos/Inputs verdaulich machen und verarbeiten
Milz-Meridian	Denken und Bauchgefühl
Herz-Meridian	Klarheit im Denken und mit Feuer und Flamme dabei sein
Dünndarm-Meridian	Auswählen, sortieren und einordnen
Blasen-Meridian	Aufrichtung und Rückhalt
Nieren-Meridian	Vitalität, Rückzug und Regeneration
Perikard/Kreislauf-Meridian	Herzlichkeit und Wärme
San Jiao/Dreifach-Erwärmer-Meridian	Immunsystem
Gallenblasen-Meridian	Entscheidungsfähigkeit und Durchsetzungsvermögen
Leber-Meridian	Planungsfähigkeit und Kreativität

Nach Erreichen dieser Entwicklungsebenen können die Zwölf Haupt-Meridiane in ihrer Einzelfunktion ebenso wie in jeder denkbaren Konstellation mit anderen Meridianen zum Einsatz kommen, um situationsangepasste Handlungs- und Lösungsstrategien zu ermöglichen. Das Ziel ist immer: die Aufrechterhaltung oder Wiederherstellung von Gesundheit, die Fähigkeit zum „Spiel um die Mitte“ (s. S. 4).

Jeder Mensch reagiert auf die Faktoren seiner Umwelt und seiner Innenwelt, und die Vielfalt der Antworten darauf ist das Maß an Gesundheit. Je flexibler wir also in unseren Antworten und Handlungsfähigkeiten sind, desto besser können wir auf die Herausforderungen des Lebens reagieren und sind ihnen nicht hilflos ausgeliefert.

Als Erwachsene haben wir so die Möglichkeit, je nach Situation auf die Qualität jedes Meridians oder auf die vorangegangenen Entwicklungsebenen zuzugreifen.

So könnte der Zugriff auf die vier Entwicklungsebenen im Erwachsenenalter aussehen

Folgende Voraussetzungen sollten zum Beispiel für ein ausgewogenes und erfolgreiches Arbeitsleben erfüllt sein, damit eine kreative Zusammenarbeit mit Kollegen möglich ist:

- sich innerlich bewegen können und dabei ruhig sitzen bleiben
- kompromissfähig sein
- abwarten können
- zuhören können
- sich in eine Gemeinschaft einfügen können und
- teamfähig sein.

Diese Fähigkeiten hat der Mensch im Rahmen einer ungestörten Entwicklung der Ebene der Fünf Wandlungsphasen erworben, wodurch der Erwerb von Sozialkompetenz, von Planungs- und Handlungsfähigkeit, von Kreativität und Lösungsfindung ermöglicht wurde. Auch eine zunehmende Feinabstimmung des emotionalen Ausdrucks fand auf dieser Entwicklungsebene statt. Durch den Zugriff auf die **Ebene der Fünf Wandlungsphasen im Schulkindalter** stehen komplexe Handlungs- und Lösungsstrategien zur Verfügung.

Die **Sechs *Keiraku*** sind lebenslang zuständig für Haltung und Bewegung. Spontaner und ungefilterter motorischer und emotionaler Ausdruck ist eine Verhaltensweise aus der **Entwicklungsebene der Sechs *Keiraku* im Kindergartenalter**. Ein solches Verhalten würde dem Entwickeln von Projektideen entgegenstehen, nicht aber Freizeitaktivitäten oder Geselligkeiten wie etwa einem emotionsgeladenen Fußballspiel. Beide Entwicklungsebenen – die der Wandlungsphasen und der Sechs *Keiraku* – können sich also an einem Tag in unterschiedlichen Kontexten (Beruf, Freizeit) bemerkbar machen und angebracht sein.

Um bei einer Lebenskrise, z.B. Tod eines nahestehenden Menschen, nicht zu verzweifeln und diesen Situationen nicht hilflos ausgeliefert zu sein, muss aus eigener Kraft gehandelt und die Kontrolle über diese schwierigen Situationen gewonnen werden. Dafür bedarf es einer grundlegenden Fähigkeit: der Selbstwirksamkeit. Konnte sich die Ebene der **Drei Meridian-Familien in der Baby-Zeit** vollends entfalten, dann hat sich auch die Selbstwirksamkeit als eine Ressource herausbilden können, auf die in einer Lebenskrise zurückgegriffen werden kann.

Es ist nie zu spät

Wenn wir in unserem Leben nicht immer die Möglichkeit hatten, dass alle Entwicklungsebenen mit ihren Facetten zur Ausreifung gelangten, dann wird es uns schwerfallen, mit bestimmten Themen oder Stolpersteinen umzugehen, die sich uns in den Weg stellen.

Die gute Botschaft aber ist, dass *Ki* sich ein Leben lang weiterentwickeln möchte. Daher haben wir immer die Chance, unsere größeren und kleineren Stärken weiter zu entwickeln – unabhängig vom Alter. In jedem von uns schlummert die Fähigkeit, unreife Entwicklungsschritte nachreifen zu lassen. Es braucht nur manchmal etwas mehr Zeit und Hilfestellung. Hier können unsere entwicklungsorientierten Methoden altersangepasst eine wunderbare Unterstützung bieten. Einige davon sollen in Kapitel 10 vorgestellt werden.

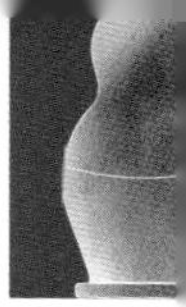

9 Altwerden aus energetischer Sicht

In den nächsten Jahrzehnten ist mit einem dramatischen Anstieg des Anteils älterer und alter Menschen in der Gesellschaft zu rechnen. Das Altwerden ist mit mehr oder weniger schnellen Abbauprozessen verbunden. Gelenke verschleißen, Muskelmasse und Muskeltonus nehmen ab, das Gleichgewicht steht zunehmend auf „wackeligen Füßen" und die geistige Leistungsfähigkeit lässt nach. Diese Abbauprozesse bedeuten nicht zwangsläufig Krankheit, dennoch – die Wahrscheinlichkeit, im Alter zu erkranken oder seine Selbstständigkeit bzw. Selbstwirksamkeit zu verlieren, ist höher als bei jüngeren Erwachsenen. Das muss aber nicht so sein!

Sensomotorische und energetische Grundlagen

Die vielen Beispiele der sogenannten „fitten 100-Jährigen" in Japan zeigen, dass der körperliche und geistige Zustand und damit auch der energetische Zustand sich nicht zwangsläufig rückentwickeln müssen. Geschmeidigkeit, Wendigkeit und Beweglichkeit sind auch noch in der Altersgruppe der über 80- und 100-Jährigen zu beobachten!

Für viele Japaner liegt der Schlüssel für ein hohes und relativ beschwerdefreies Alter in einer Haltung, die sie als *ikigai* (jap. 生き甲斐 „Lebenssinn") bezeichnen. Frei übersetzt bedeutet der Begriff „das, wofür es für mich lohnt zu leben". Es ist die Freude und das persönliche Lebensziel – oder salopp ausgedrückt, das Gefühl, etwas zu haben, für das es sich lohnt, morgens aufzustehen. Es ist das, was sie im Leben antreibt, was ihnen Kraft, Lebensfreude und Vertrauen schenkt. Denn die Vorstellung, die Jahre zu zählen, bis man endlich in Rente gehen kann, ist vielen Japanern, vor allem der älteren Generation, fremd. Ein Lebensziel zu verfolgen ist ihnen so wichtig, dass viele von ihnen, auch wenn sie bereits berentet sind, einer Tätigkeit oder Aufgabe nachgehen, sofern es die Gesundheit zulässt und es ihnen Spaß macht. Für sie bedeutet Glück, immer beschäftigt zu sein.

Daher ist ein Auslöser für das Altwerden – und das gilt nicht nur für Japaner –, wenn Menschen die Vorstellung haben, wegen ihres Alters bestimmte Dinge nicht mehr tun oder leisten zu können oder zu dürfen. Oder wenn sie aufgrund ihrer Beschwerden eine Vermeidungshaltung einnehmen. Eine solche Einstellung wirkt sich als erstes auf die körperliche und geistige Flexibilität dieser Menschen aus. Typische Äußerungen, wenn es um das Thema Altern geht, sind dann folgende: *Ich plane, vorzeitig in Rente zu gehen. – Bloß keine Experimente! – Ich muss mich schonen! – Das macht man nicht in meinem Alter!*

Solche Aussagen sind Ausdruck einer inneren Einstellung. So sehe ich mich, so erlebe ich mich. Das ist der Einstieg zum wirklichen Altwerden! Damit wird der Weg für eine energetische und damit auch physische, mentale und soziale Rückentwicklung eingeschlagen.

Die energetischen Stufen des Alterns

Der physische, mentale und soziale Zustand wirkt sich auf den energetischen Zustand eines Menschen aus und umgekehrt. Das macht sich zunächst auf der *Keiraku*-Ebene bemerkbar.

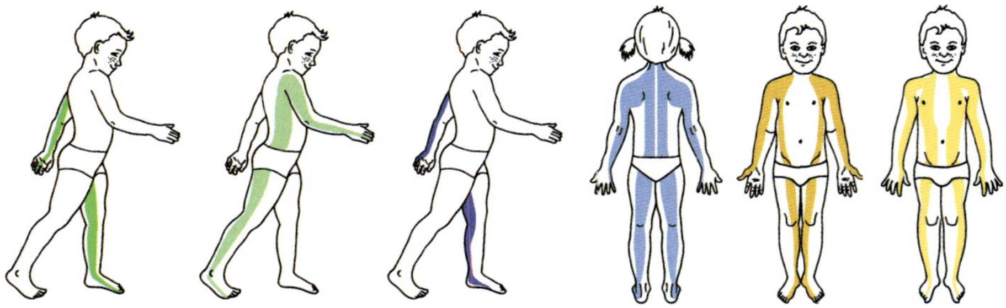

Seitliche *Keiraku*

Das erste Anzeichen des Älterwerdens zeigt sich in einer nachlassenden körperlichen Flexibilität und betrifft damit den Themenkomplex der seitlichen *Keiraku*. Nachlassende Flexibilität bedeutet, dass der alternde Mensch zunehmend unbeweglich wird, insbesondere aufgrund einer nachlassenden Rotationsfähigkeit. Er wird immer unsicherer, und die Gefahr des Fallens erhöht sich.

Nachlassende Flexibilität betrifft auch die mentale Ebene. Je mehr die Flexibilität abnimmt, desto mehr besteht die Gefahr, auf festgefahrenen Gewohnheiten zu bestehen oder gar altersstarrsinnig zu werden. Und nachlassende Flexibilität – körperliche wie auch mentale – führt zu ungeduldigem bis aggressivem Verhalten gegenüber Bezugs- oder Pflegepersonen, so dass das soziale Umfeld alter Menschen sich mehr und mehr belastet fühlt. Häufige Reaktion ist, dass sich beide Seiten immer mehr zurückziehen.

Hintere *Keiraku*

Mit fortschreitendem Alterungsprozess kommt es in zunehmendem Maß zu einer Einschränkung der körperlichen Aufrichtung – der Themenkomplex der hinteren *Keiraku*. Der Oberkörper ist verstärkt nach vorn gebeugt, Kraft und Beweglichkeit und damit Mobilität lassen nach und machen Bewegung beschwerlich. Die Frage nach der Bewegung in der Schwerkraft rückt in den Mittelpunkt, und die Angst zu fallen nimmt stetig zu. Der allmähliche Verlust der Hörfähigkeit, vergesellschaftet mit verstärkter Geräuschempfindlichkeit, macht es für den Betroffenen schwer, Gespräche in Gesellschaft zu hören oder sich an Unterhaltungen zu beteiligen.

Vordere *Keiraku*

Ein Fortschreiten von mangelnder Aufrichtung und Bewegung führt zu Atmungs- und Verdauungsproblemen. Nun beeinflussen die zunehmenden körperlichen und mentalen Einschränkungen verstärkt auch das soziale Verhalten und verstärken ein bereits vorhandenes Rückzugsverhalten.

Wird nicht gegengesteuert, dann findet ein Rückzug auf die Ebene der Drei Meridian-Familien statt. Auf körperlicher, geistiger und sozialer Ebene kommt es zu immer mehr Einschränkungen bis zum Verlust der Fähigkeiten. Ein Prozess der Entwurzelung findet statt, der Mensch verliert seine Mitte. Letztendlich ist der Themenkomplex der vorderen Familie betroffen (s. S. 34).

Wie beim Neugeborenen führt die Entwicklung zu Hilflosigkeit und Abhängigkeit – allerdings mit dem Unterschied, dass in diesem Stadium dem alten Menschen eine empathische und zu jeder Zeit umsorgende Mutter bzw. Bezugsperson meist fehlt.

Diese Ausführungen beschreiben den ungünstigen Verlauf eines Alterungsprozesses, der oft zu Immobilität und Rückzug in entsprechende Einrichtungen führt. Doch dies ist kein unausweichliches Schicksal des Alterns, siehe *ikigai* (jap. 生き甲斐 „Lebenssinn“).

Auch physiologisches Altern beginnt mit einer Schwächung der seitlichen *Keiraku*. Die körperliche Flexibilität ist nicht mehr vergleichbar mit jener, die man als junger Erwachsener hatte. Deshalb muss sich jedoch nicht der gesamte Themenkomplex eines beschleunigten Alterns einstellen.

Die nachfolgende Tabelle bietet einen Überblick über die energetischen Stufen des Alterns.

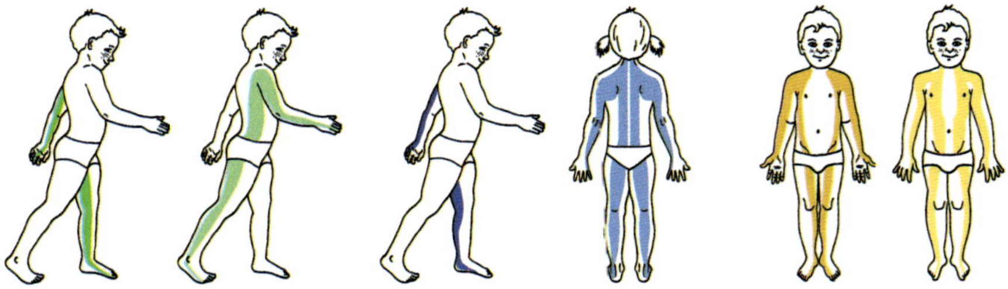

Beginnende Einschränkungen der seitlichen *Keiraku*	Zunehmende Einschränkungen der hinteren *Keiraku*	Deutliche Einschränkungen der vorderen *Keiraku*
• physischer, mentaler, sozialer Flexibilitätsverlust • festgefahrene Vorstellung • Seh-/Hörprobleme • Bewegungseinschränkung (Rotation) • Sturzgefahr	• physische, mentale, soziale Einschränkung, Energiedefizit • Nachlassen der körperlichen Aufrichtung • Nachlassen der Mobilität • Gehprobleme • Inkontinenz • Misstrauen • Ängstlichkeit • Schwerhörigkeit • Schlafstörung	• physische, mentale, soziale Instabilität/Rückzug • eigenen Standpunkt, sich selbst und eigene Bedürfnisse verlieren • Ungeduld • Dyspnoe • Immunschwäche • Stuhlinkontinenz
Ausgeprägte Einschränkungen der seitlichen Familie	**Ausgeprägte Einschränkungen der hinteren Familie**	**Ausgeprägte Einschränkungen der vorderen Familie**
• sieht nur noch sich	• innerer Rückzug • Energielosigkeit • in sich zusammensinken • Depression	• Entwurzelung • Verlust der Eigenwahrnehmung • Immobilität • Hilflosigkeit • muss gefüttert werden • auf andere angewiesen sein

Gemeinsamkeiten sehr alter Menschen mit der frühen Entwicklungsstufe im Babyalter

Die großen Herausforderungen, die wir am Anfang unseres Lebens zu bewältigen haben, fordern auch im hohen Alter wieder heraus. Den älteren Menschen beschäftigen dann folgende Fragen:

- Wie bekomme ich Nahrung?
- Wie bewege ich mich in der Schwerkraft?
- Wie atme ich?
- Wie bekomme ich Unterstützung von der Außenwelt?
- Wie sicher ist es, dass ich Unterstützung bekomme?
- Bin ich es noch wert, Aufmerksamkeit zu bekommen?

Wie zu Beginn des Lebens sind auch am Ende unsere motorischen und koordinierenden Fähigkeiten eingeschränkt, was zu vermehrtem Kleckern beim Essen führt oder der Betroffene gefüttert werden muss. Auch die Kontrolle über die Blasen- und Darmfunktion lässt nach. Dies zu erleben und zu durchleben, geht auch auf das Gemüt und führt zu einer Instabilität des emotionalen Ausdrucks und zu emotionaler Dünnhäutigkeit.

Hier aber hören die Gemeinsamkeiten auf. Denn ein Baby kann man erst dann umfassend verstehen, wenn man es nicht als Einzelperson, sondern im Kontext mit seiner Bezugsperson betrachtet. Ein Baby ist meist umsorgt von Bezugspersonen, alte Menschen hingegen leben oft allein und haben wenig Kontakt zu ihren Mitmenschen. Deshalb kann eine Beurteilung der unterschiedlichen Zustandsebenen, wie beispielsweise das soziale Verhalten, nur unter Berücksichtigung des Kontextes erfolgen.

Auch in alten Menschen schlummert noch Potenzial!

Ein Beispiel dafür ist unser Samurai-Programm, über das im Kapitel 12 mehr zu erfahren ist.

Das energetische Entwicklungskonzept in der Praxis

Damit endet unsere energetische Reise durch das Leben. Der rote Faden *Ki* ist unser Antrieb und gleichzeitig Navigator auf dieser Reise. Es gibt einen wichtigen japanischen Merksatz, der lautet:

Ki kommt zuerst, Bewegung und Struktur folgen.

Das bedeutet, dass – unabhängig vom Alter des Menschen – *Ki* sich immer weiterentwickeln, nicht stehen bleiben will, sondern im Fluss bleibt. Doch nicht immer geht das problemlos. Immer wieder im Lauf unseres Lebens liegen Stolpersteine im Weg, die den Fluss erschweren. Haben sich unsere Drei Meridian-Familien entfalten dürfen und haben wir genug Ressourcen, dann haben wir meist genug Kraft, um diese Stolpersteine zu bewältigen.

Manchmal braucht es aber Unterstützung von außen. Hier können die von uns weiterentwickelten japanischen Behandlungsmethoden zum Einsatz kommen. Ihre Stärke ist, dass sie entwicklungsorientiert sind und immer auf die jeweilige Lebenssituation und auf das Entwicklungsthema angepasst werden können. Die Palette reicht von therapeutischen Maßnahmen bis hin zu Programmen für die ganze Familie.

Im Folgenden sollen die jeweiligen Behandlungsmethoden vorgestellt werden. Basierend auf der Tradition der sino-japanischen Medizin und den Kenntnissen der Entwicklungsphysiologie haben wir im Lauf der letzten Jahrzehnte drei Behandlungsprogramme weiterentwickelt, bei denen das Konzept der energetischen Entwicklung als Grundlage in die Praxis umgesetzt werden kann. Diese sind:

- Developmental Shiatsu
- *Shōnishin*
- das Samurai-Programm.

Uns ist es besonders wichtig, das Prinzip der Vorgehensweise bei allen drei Methoden zu betonen:

Im Fokus dieser Behandlungsmethoden steht das energetische, nicht das chronologische Alter.

10 Behandlung für Babys

Unsere erste Sprache kommt ganz ohne Worte aus und dennoch versteht sie jeder: die Berührung. Nach den Erkenntnissen der Entwicklungsphysiologie fördert diese „Sprache“ die motorische, sensorische, emotionale und energetische Entwicklung in den ersten Lebensjahren und beeinflusst die Bildung der Grundlagen für das ganze weitere Leben wesentlich.

Manuelle Behandlung für Babys

Das **Developmental Shiatsu** ist für Babys, Kinder und Erwachsene konzipiert und fördert in allen Lebensphasen eine gesunde Entwicklung. Stellvertretend für die unterschiedlichen Altersstufen stellen wir hier nur das Developmental Shiatsu für Babys vor (BabyShiatsu®).

Bereits zu Beginn des 18. Jh. wurden in Japan Techniken für die Baby- und Kinderbehandlung beschrieben, die denen des von uns entwickelten BabyShiatsu® ähnlich sind. In einem Lehrbuch über Kindermassage aus dem Jahre 1713 wird eine Massagetechnik zur Vorbeugung von Verdauungsstörungen bei Kleinkindern gezeigt, wonach der Druck auf die Bauchhaut des Kindes mittels *Go*-Spielsteinen erklärt wird (Ozaki et al. 2012).

Etwa 100 Jahre später wird in dem bahnbrechenden Buch von Ota (1827) neben dem obersten Ziel der Auflösung des *Ki*-Staus und Anregung des *Ki*-Flusses auch die Stabilisierung aller Organfunktionen, die Harmonisierung und Regulierung von Magen und Darm und die Stärkung der Mutter-Kind-Bindung beschrieben (Abb. 10.1). Besonders wichtig war Ota, dass in der Kindheit der Geist gepflegt und „nach Kräften der Reifungsweg vorausblickend“ angelegt wird. Und weiter:

> „Wenn man stets, auch bei Gesundheit, prophylaktische Bauchmassagen durchführt, werden Milch und Speisen nicht stecken bleiben, Stuhlgang und Urinieren glatt verlaufen. Die Lebensgeister (神気) werden gefestigt und man wird sich nicht in Erschütterung bringen lassen“
> (Übersetzung Wolfgang Michel).

BabyShiatsu® wie auch die Kinderakupunktur *Shōnishin* und das Samurai-Programm beruhen auf dem Gedanken, dass jeder Mensch einzigartig und mit besonderen als Kraftquellen beschriebenen Potenzialen auf diese Welt gekommen ist. Im BabyShiatsu® gilt es, diese Potenziale wachzurufen und zwar **beim Baby und bei seinen Eltern** bzw. bei einer anderen oder mehreren Bezugspersonen (Becker-Stoll et al. 2018).

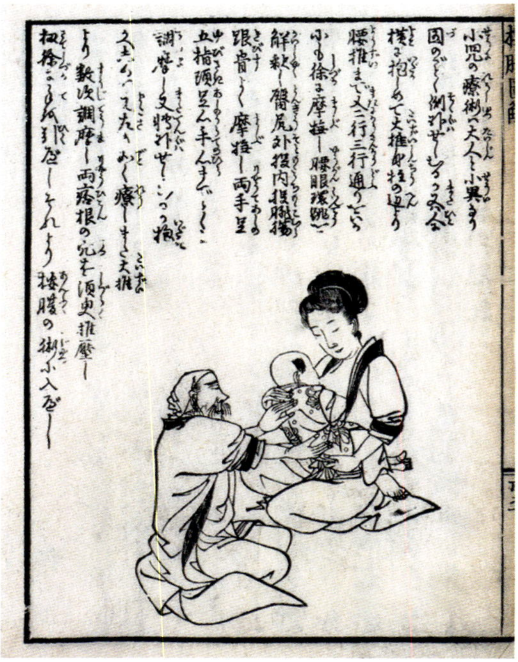

Abb. 10.1 Säuglingsmassage (Ōta Shinsai: *Anpuku zukai*, 1827; mit freundlicher Genehmigung Wolfgang Michel).

Auch wenn der Begriff BabyShiatsu® den Eindruck erweckt, dass das Augenmerk ausschließlich auf Babys liegt, spielt die Arbeit mit den Eltern eine tragende Rolle. Gezielte Berührung kann bei Babys, Kindern wie auch bei Erwachsenen viele Tore öffnen.

Als Bestandteil von Developmental-Shiatsu ist BabyShiatsu® (wie auch Kinder-Shiatsu) Entwicklungsbegleitung für Klein und Groß.

Auch in der Behandlung Erwachsener werden viele Techniken aus dem BabyShiatsu® eingesetzt, ganz besonders wenn Mütter Unterstützungsbedarf haben. Da Eltern auch einmal Kinder waren, haben auch sie eine Meridian-Entwicklung durchlaufen. Somit hat die eigene Kindheit mit ihren energetischen Mustern Folgen – und das ganz besonders in der Zeit, wenn sie selbst Eltern werden. Dann treten bevorzugt in Stresssituationen, die wohl alle jungen Eltern erfahren, diese frühen Themen ihrer eigenen Meridian-Entwicklung als alte Muster erneut in Erscheinung. Diese können als Stärken bereichern oder als Stolpersteine viel Energie kosten.

Aus energetischer Sicht befindet sich das Baby zum einen im Spannungsfeld des ererbten *Ki* seiner Eltern. Zum andern bestimmt das *Ki*-Muster der Eltern, welchen Erfahrungsraum sie ihrem Baby bieten können. Sind die Eltern in der Lage, die Signale ihres Babys zu verstehen? Können sie feinfühlig auf die Bedürfnisse ihres Kindes eingehen?

Alle Voraussetzungen für eine gute Eltern-Kind-Bindung stammen aus der eigenen energetischen Entwicklung!

Dieses Wissen hilft denen, die BabyShiatsu® anwenden, manche Verhaltensweisen von Müttern und Vätern besser zu verstehen und damit umzugehen. Ähnlich diesem Verständnis den Eltern gegenüber ist ein weiteres Anliegen im BabyShiatsu®, dass Eltern Verständnis und damit Sicherheit im Umgang mit ihrem Baby erhalten. Deshalb werden Eltern in Eltern-Baby-Kursen leicht erlernbare Shiatsu-Techniken und -Übungen, praktische Alltagstipps und unterstützende Angebote vermittelt.

Die Besonderheiten von BabyShiatsu®

Im Unterschied zur Baby-Massage berücksichtigt BabyShiatsu® beim Ausüben des sanften Drucks den Verlauf der sich entfaltenden Meridiane. Mit seinen speziellen Berührungstechniken auf Meridian-Arealen der Meridian-Familien fördert die Methode vom Baby bis zum Erwachsenen die gesunde Entwicklung im Rahmen des bereits beschriebenen ganzheitlichen energetischen Entwicklungskonzepts. Gleichzeitig dient es als eine Behandlungsmethode zur Unterstützung bei Auffälligkeiten, wie z.B. Verzögerungen der Entwicklung.

Inzwischen konnte wissenschaftlich belegt werden, dass Babys und Kinder besonders gut auf adäquate Drucktechniken reagieren und diese – je nach Art des Druckes – unterschiedliche Wirkungen haben können (Wernicke 2020). Diese Druckqualitäten werden im BabyShiatsu® gezielt eingesetzt, um dadurch bestimmte, erwünschte Reaktionen hervorzurufen.

Ein klarer, bestimmter Druck am Körper ermöglicht es dem Baby oder Kind, ein erstes Körperbild, eine Art Landkarte des Körpers zu entwickeln. Hier erfährt es seine eigene Grenze und fühlt sich dadurch im eigenen Körper zuhause. Aus dieser Sicherheit heraus kann es dann die noch fremde Welt erforschen. Mütter sind immer wieder erstaunt, wie sehr ihr Baby diese Art von Berührung liebt und auch eine bestimmte Druckstärke einfordert.

Sequenzen aus der Behandlung der vorderen Meridian-Familie mit BabyShiatsu®

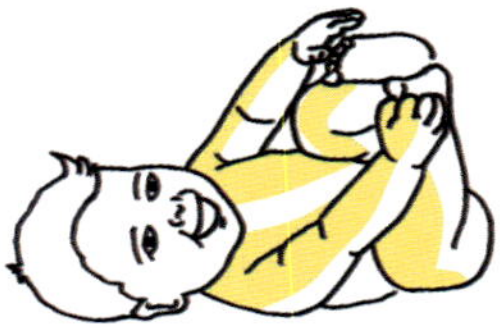

Abb. 10.2 Vordere Familie beim Baby

Die Behandlung zielt auf das Finden der Mitte und das Wahrnehmen der eigenen Grenzen ab. Für ein Baby ist das Finden der Mitte während der ersten drei Monate seines Lebens ein zentrales Thema. Die Bedeutung dieses Themas lässt sich daran erkennen, dass uns das ständige Bemühen, in den Turbulenzen des Lebens die eigene Mitte immer wieder aufs Neue zu finden, ein Leben lang begleitet – dazu werden wir in den ersten Lebensmonaten befähigt.

Die Behandlung der vorderen Familie dient dazu, das Baby bei diesem Entwicklungsschritt zu unterstützen. Das gilt in besonderem Maß, wenn es mit drei Monaten oder später diesen Schritt noch nicht vollzogen hat.

Das Baby willkommen heißen

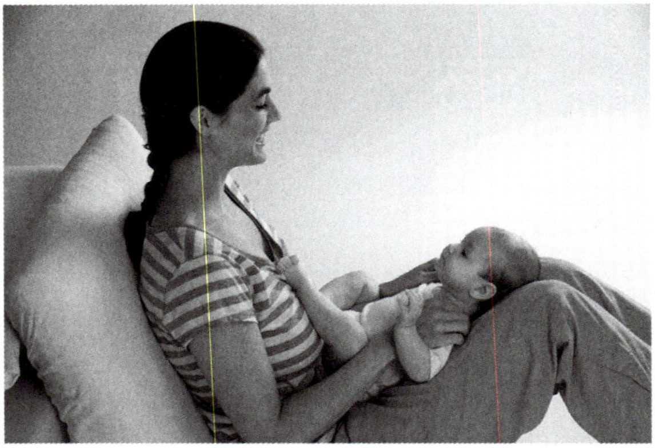

Abb. 10.3 „Das Baby willkommen heißen"

Berühren Sie mit den Handballen sanft den Bereich jeweils unterhalb eines Schlüsselbeins, den Quellbereich des späteren Lungen-Meridians, und lassen Sie die Hände für einige Atemzüge dort ruhen.
→ Der Griff vermittelt dem Baby das Gefühl, in der Familie und in der Welt willkommen zu sein. Außerdem erleichtert er die Atmung, und Husten kann gelindert werden.

Die Mitte finden

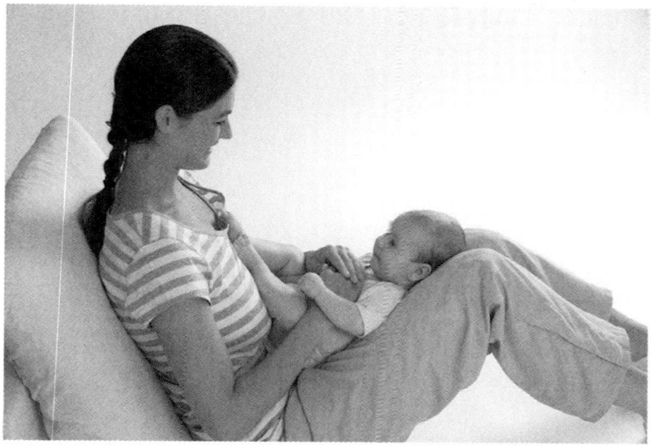

Abb. 10.4 „Die Mitte finden"

Legen Sie beide Hände übereinander auf das Brustbein des Babys und warten Sie, bis sich der Bereich unter Ihren Händen erwärmt. Jetzt üben Sie einen leichten Zug nach unten aus. Wandern Sie dann langsam mit gleichmäßigem Druck bis zum Bauchnabel. Sanft im Uhrzeigersinn großflächig mit beiden Handballen über den Bauch kreisen.
→ Das Baby spürt seine Mitte und findet besser zur Ruhe. Außerdem wirkt die Technik gut bei Blähungen.

Die Ausgeglichenheit fördern

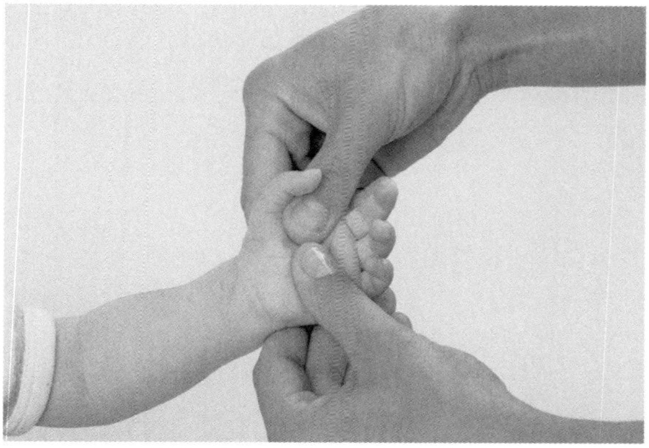

Abb. 10.5 „Die Ausgeglichenheit fördern"

Drehen Sie die Hand des Babys so, dass Sie in die Handinnenfläche schauen. Massieren Sie mit einem Daumen sanft zirkelnd den Punkt in der Handmitte (Pe 8). Dieser trägt in Japan den Namen „Palast der Nervosität". Halten Sie ihn dann noch etwa

für die Dauer einiger Atemzüge. Jetzt streichen Sie die Handinnenfläche von diesem Punkt ausgehend mit Ihren beiden Daumen aus. Die gleiche Behandlung nun an der anderen Hand.
→ Diese Behandlung fördert die Ausgeglichenheit des Babys – sie macht träge Babys munter und beruhigt die aufgeregten. Außerdem regt sie bei Babys, die schlecht trinken oder saugen, den Appetit an, bzw. unterstützt das Saugen. Zudem bringt diese Behandlung das Baby ins Gleichgewicht. Es lernt schneller, zur Ruhe zu kommen.

Sprudelnder Quell

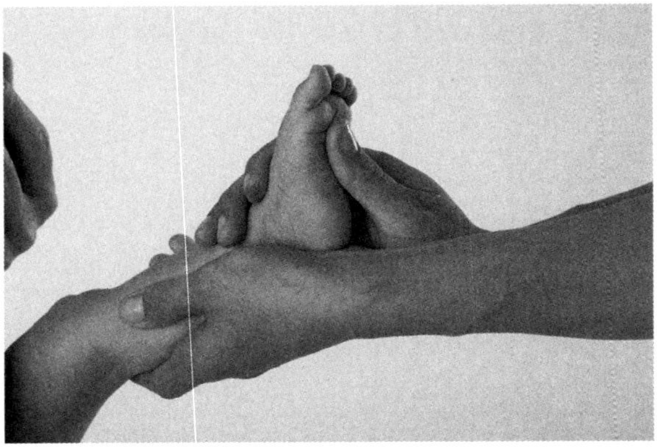

Abb. 10.6 „Sprudelnder Quell"

Jetzt üben Sie mit dem Daumen für ein bis zwei Minuten einen leichten Druck auf die Vertiefung in der Fußsohle aus. Dieser Punkt trägt den schönen Namen „sprudelnder Quell" (Ni 1). Wiederholen Sie diesen Druck am anderen Fuß.
→ Die Berührung dieses Punktes hilft leicht irritierbaren Kindern, wieder zur Ruhe zu kommen, und fördert den Schlaf.

11 *Shōnishin,* Behandlung für Babys und Kleinkinder – und auch für Erwachsene

Auch im *Shōnishin* (*shōni* = Kleinkind; *shin* = Nadel/Nadelung) bildet das energetische Entwicklungskonzept die Grundlage für die Behandlung.

Instrumente und Behandlungstechniken

Im Unterschied zur klassischen Nadelakupunktur wird im *Shōnishin* mit verschiedenartigen Spezialinstrumenten (Abb. 11.1) ohne zu stechen direkt auf der Körperoberfläche gearbeitet. Es kommen spezielle Behandlungstechniken wie Streichungen im Bereich bestimmter Körperareale (Abb. 11.2) und Meridian-Familien, Druck- und Klopftechniken an bestimmten Reflex- und Reaktionszonen (Abb. 11.3) und Vibrationstechniken an ausgewählten Akupunkturpunkten (Abb. 11.4) zur Anwendung. Aufgrund der feindosierten und sehr zarten Stimulationsarten bietet sich *Shōnishin* als besonders angenehme Behandlung von Babys und Kindern an.

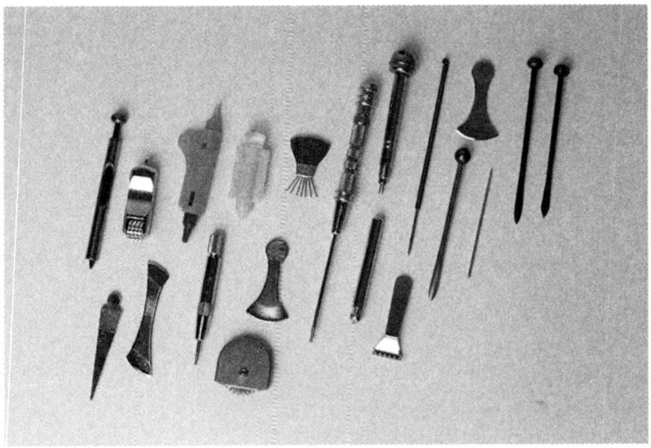

Abb. 11.1 *Shōnishin*-Instrumente

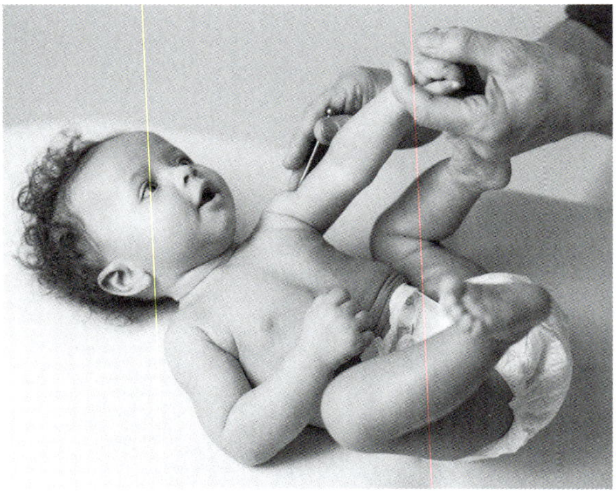

Abb. 11.2 Streichungen im Bereich bestimmter Körperareale

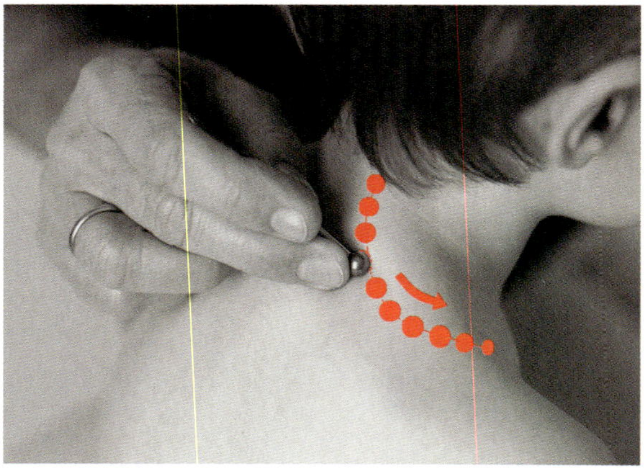

Abb. 11.3 Druck- und Klopftechniken

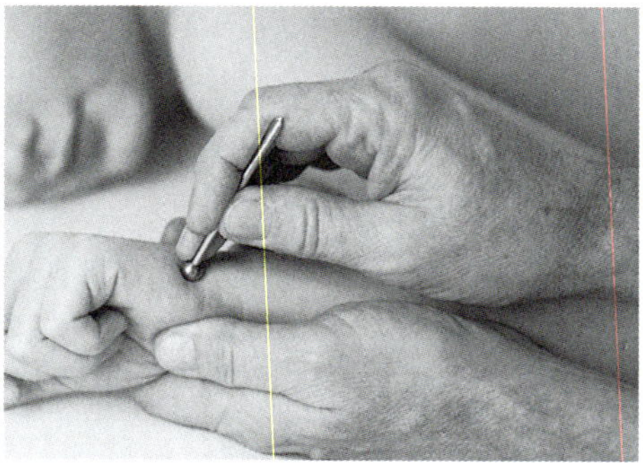

Abb. 11.4 Vibrationstechniken

Shōnishin in der Praxis

Im Folgenden geben wir Ihnen ein Beispiel für die Vorgehensweise der Behandlungstechnik mit *Shōnishin* bei chronisch rezidivierenden Infektionen im HNO-Bereich, den häufigsten Infektionskrankheiten im Kindergartenalter.

Neben der Behandlung der gestörten energetischen Entwicklungsebene, die im nachfolgenden Abschnitt beschrieben wird, kommen folgende Techniken zur Anwendung:

- oberflächliche Vibrationstechnik entlang des *Truncus jugularis* zur Verbesserung des Lymphabflusses (Abb. 11.5a)
- Klopfbehandlung im Bereich des Akupunkturpunktes Du Mai 14 mit seiner immunstimulierenden Wirkung (Abb. 11.5b)
- Streichungen im Bereich des kranio-zervikalen Übergangs und entlang des dorsalen sog. Lymph-Belts (Gleditsch 2002) (Abb. 11.5c)

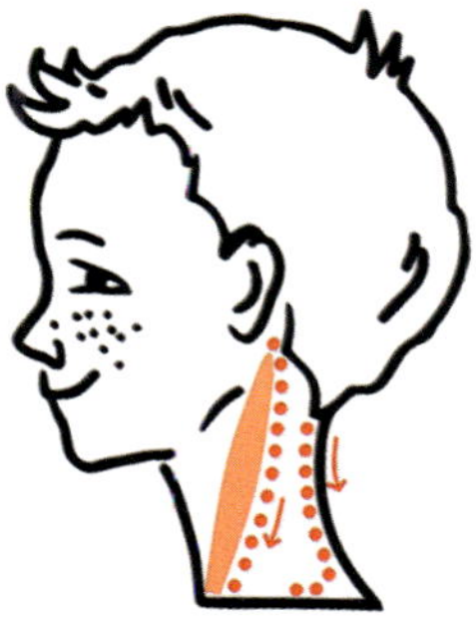

Abb. 11.5a Lymphbehandlung

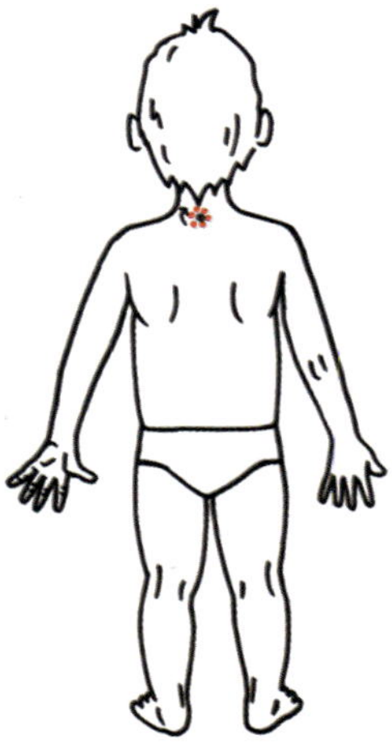

Abb. 11.5b Klopfbehandlung im Bereich Du 14

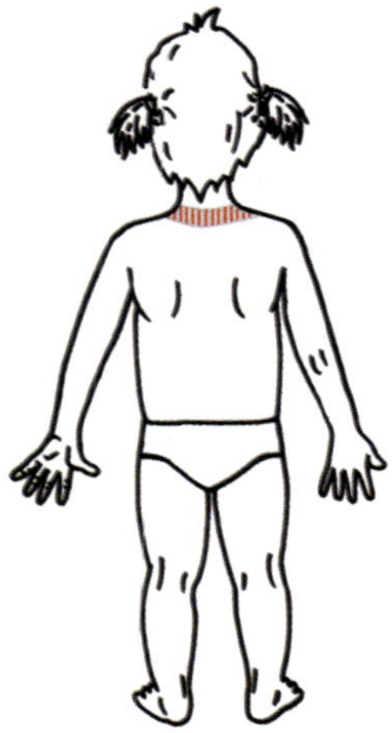

Abb. 11.5c Streichungen im Bereich des kranio-zervikalen Übergangs

Umsetzung des Entwicklungskonzepts mit *Shōnishin*

Nach dem energetischen Entwicklungskonzept macht eine gestörte energetische Entwicklungsebene anfällig für Störungen jeglicher Art, so dass ein Symptom oder eine Erkrankung daraus entstehen kann. Daher gilt, als erstes die infrage kommende energetische Entwicklungsebene, die beispielsweise aufgrund eines Ereignisses geschwächt wurde oder deren Entwicklung zum Stillstand kam, zu identifizieren, damit diese Unterstützung erhalten kann. Zwei Fragen sind in diesem Zusammenhang von Bedeutung:

- Seit wann besteht das Symptom?
  Mit dieser Frage kann geklärt werden, welche energetische Entwicklungsebene gestört wurde bzw. sich nicht entwickeln konnte (Ebene der Drei Meridian-Familien oder der Sechs *Keiraku* oder der Fünf Wandlungsphasen).
- Wie hat das Kind auf das auslösende Ereignis reagiert bzw. was hat das Ereignis beim Kind ausgelöst?
  Diese Frage zielt nach der vermuteten Ursache bzw. der gestörten Entwicklungsebene des Symptoms ab:
  - Störung der vorderen, hinteren oder seitlichen Familie oder
  - der vorderen, hinteren oder seitlichen *Keiraku* oder
  - der Fünf Wandlungsphasen).

Die Antwort auf diese Fragen gibt die Behandlungsstrategie vor. Die Vorgehensweise soll anhand eines Beispiels erläutert werden:

Beispiel

Die 9-jährige Lea geht zur **Schule** und leidet an Einschlafproblemen.

Die erste Frage lautet: Seit wann besteht das Einschlafproblem?

Mögliche Antwort: Das Problem besteht seit einigen Monaten und ist erstmalig wenige Tage nach einem Wohnungsumzug aufgetreten. Der Zeitpunkt für das Auftreten der Störung fällt damit ins Schulalter, was energetisch der **Wandlungsphasenebene** entspricht. Somit wäre geklärt, dass die Ebene „Wandlungsphasen" als Ursache für das Symptom „Einschlafproblem" infrage kommt und auf dieser Entwicklungsebene Unterstützung anzubieten wäre.

Aber welche der Fünf Wandlungsphasen kommen hier in Betracht?

Die zweite Frage: Wie hat das Kind auf den Umzug reagiert bzw. was hat der Umzug beim Kind ausgelöst?

Mit dieser Frage kann die entsprechende Wandlungsphase herausgefiltert werden. Dabei gibt es mehrere Möglichkeiten, denn der Umzug kann beim Kind folgende Symptome hervorgerufen haben:

Trauer – weil es Freunde verloren hat (Metall)

Wut – auf den Vater, weil dieser sich beruflich weiterentwickeln will, was einen Wohnungswechsel zur Folge hat (Holz)

Angst – dass noch einmal ein Wohnungswechsel stattfindet (Wasser)

Kontaktscheu bzw. Verunsicherung – was die Aufnahme neuer Beziehungen betrifft (Erde)

Stottern (Feuer).

Das jeweilige (emotionale) Reaktionsmuster lässt Rückschlüsse auf die Wandlungsphase zu, die aufgrund des auslösenden Ereignisses – des Umzugs – gestört wurde und deshalb einer Unterstützung bedarf.

Fällt jedoch der Zeitpunkt für das erstmalige Auftreten des Schlafproblems in eine frühere Zeit, z.B. in das **Kindergartenalter**, dann müsste die Unterstützung auf der energetischen Entwicklungsebene „Kindergartenalter" stattfinden, was der ***Keiraku*-Ebene** entspricht. Je nach Beantwortung der zweiten Frage („Wie hat das Kind auf den Umzug reagiert bzw. was hat der Umzug beim Kind ausgelöst?") erhält man dann den Hinweis, welche *Keiraku* – die vorderen, die hinteren oder die seitlichen *Keiraku* – unterstützt werden sollten.

Bei einem erstmaligen Auftreten des Schlafproblems in der **Babyzeit** ist die **Ebene der Drei Meridian-Familien** betroffen. Entsprechend muss das unterstützende Vorgehen in der gleichen Vorgehensweise – wie beschrieben – modifiziert werden, um herauszufinden, ob die vordere, die hintere oder die seitliche Meridian-Familie zu unterstützen ist.

Wird das energetische Entwicklungskonzept berücksichtigt, lassen sich viele Symptome auf die eigentliche Ursache oder den eigentlichen Auslöser zurückverfolgen. Dies fördert das Verständnis des Patienten für ein bestehendes Symptom, und die Behandlung kann auf der ursächlich gestörten energetischen Entwicklungsebene stattfinden.

12 Das Samurai-Programm für Kinder und Senioren

Entwicklung des Samurai-Programms

Unsere Arbeit mit Kindern führte dazu, dass wir vor 35 Jahren im Herzen des Rhein-Main-Gebietes das Kinderzentrum *therapeuticum rhein-main* aufbauten. Neben unserer Tätigkeit im Kinderzentrum war uns der Einsatz vor Ort in Schulen, Kitas und Senioreneinrichtungen immer ein besonderes Anliegen.

Im Rahmen unserer Einsätze in Schulen fielen uns insbesondere während der letzten zwei bis drei Jahrzehnte bei Schülern zwei Dinge besonders auf:

- mangelhafte Propriozeption sowie
- nachlassende soziale Kompetenz.

Taktgebend für das Samurai-Programm war die Frage, wie eine gute Lernsituation geschaffen werden kann. Dabei wurde auf folgende drei Themen besonderer Wert gelegt. Die Schülerinnen und Schüler sollen

- sich im eigenen Körper und im Miteinander wohlfühlen;
- respektiert und anerkannt werden mit all ihrer Verschiedenheit und unabhängig von ihrem sozio-kulturellen Hintergrund;
- spüren, was den Mitschülerinnen und Mitschülern (und somit auch ihnen selbst) guttut und womit sie unterstützt werden können.

Auch „Selbstwirksamkeit" ist Thema im Samurai-Programm. Was kann der Schüler tun, um sich in schwierigen Situationen – zum Beispiel bei zu starker Aufregung vor einer Klassenarbeit – selbst zu helfen und damit seine Mitte zu finden? Das Programm bietet auch nützliche Tipps und Tricks aus der Welt des Shiatsu (z.B. eine Massage des Akupunkturpunktes Pe 8 in der Handinnenfläche mit einem „Zauberstein").

Grundlagen des Samurai-Programms

Bevor ein Kind die Sprache beherrscht, ist Bewegung seine erste und wichtigste Kommunikationsform. Mittels Bewegung befriedigt das Kind seine Bedürfnisse nach Interaktion mit anderen Menschen. Daran lässt sich der hohe Stellenwert der Bewegung in diesem Alter erkennen.

Bis zum Alter von etwa acht Jahren stellt Bewegung die Grundlage zur Erschließung der Umwelt dar. Dazu bedarf es einer weiteren Fähigkeit, die eng an Bewegung gekoppelt ist: der Wahrnehmung. Wahrnehmung ist für das Kind wie für den Erwachsenen Voraussetzung, damit es reagieren, kommunizieren und sich mit sich und seiner Umwelt auseinandersetzen kann.

Wahrnehmung ist jedoch kein Phänomen, das isoliert auftritt. Alltagssituationen zeigen, dass unterschiedliche Wahrnehmungsbereiche gleichzeitig gefordert sind. Die Entwicklung dieser Wahrnehmungsbereiche findet in der Kindheit statt: das taktile, das propriozeptive und das vestibuläre System – die sogenannten Basissinne.

Diesen Basissinnen sind bestimmte Meridian-Familien zugeordnet (s. Kap. 5). Beim Kleinkind sind dies die Drei Meridian-Familien, die sich zu den zwölf Meridianen entfalten und Taktgeber für die Entwicklung sind (Kalbantner-Wernicke 2019).

Ziele des Samurai-Programms sind die Verbesserung der Propriozeption, der Wahrnehmung des eigenen Körpers und der sozialen Kompetenz, Respekt und Anerkennung sowie Selbstwirksamkeit. Das Samurai-Programm setzt sich aus den folgenden Komponenten/Elementen zusammen:

- Thema „Berührung“ mit Shiatsu
- Thema „Bewegung“ mit Übungen und Spielen
- Wissenswertes über die japanische Kultur.

Durch Berührung, Bewegung und Wahrnehmungsschulung fördert das Samurai-Programm die Gesundheit, eine altersgerechte Entwicklung und die Selbstwirksamkeit.

Die Einsatzmöglichkeiten des Programms sind vielfältig: im Kindergarten, in der Schule oder im Seniorenheim – immer mit altersgerechter Darstellung der Behandlungsabläufe.

Das Samurai-Programm im Kindergarten („Das Kribbel-Krabbel-Buch“)

Kinder entdecken ihre Umwelt durch Wahrnehmung und Bewegung. Das gilt speziell für Kinder ab drei Jahren bis zum Schulalter. Für sie wurde das Samurai-Programm für Minis konzipiert, abgestimmt auf die Bedürfnisse in dieser wichtigen Entwicklungsphase.

Durch vielfältige Bewegungs- und Spielangebote wird die Bewegungsfreude gefördert, die Körperhaltung verbessert und die Wahrnehmung geschult – und das sowohl bei Kindern als auch bei Erzieherinnen und Erziehern.

Im Samurai-Kindergartenprogramm werden die Samurai-Übungen kindgerecht in Versform vermittelt. Hier eine Beispielübung aus dem Kindergartenprogramm „Kleine Yukiko spürt die Sonne“:

Reibt die Hände mal ganz kräftig –
Aber bitte nicht zu heftig!
Wer hinter seinem Partner steht
Die Hände auf die Schultern legt.

Da spürt man Wärme unter Händen
Und wünscht sich, dies soll niemals enden.
Und die Übung heißt, oh Wonne!
„Kleine Yukiko spürt die Sonne“.

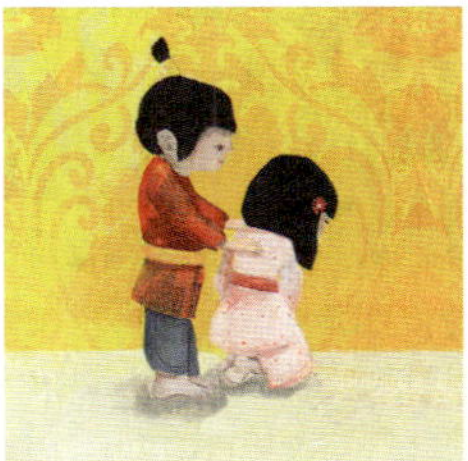

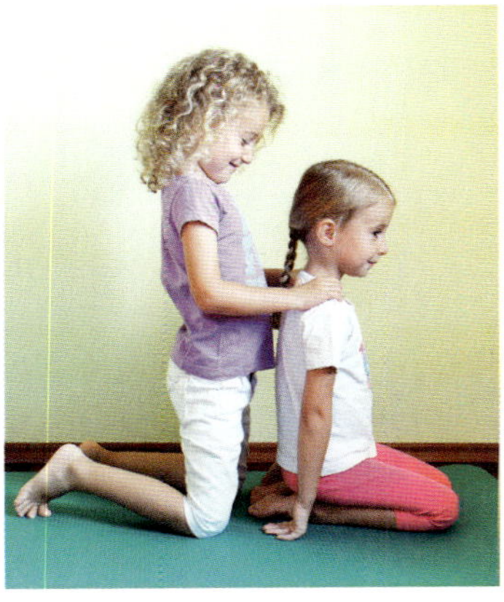

Abb. 12.1 Kleine Yukiko spürt die Sonne

Das Samurai-Programm für die Schule

Das Samurai-Programm „Fit für die Schule – stark fürs Leben"

Dieses Programm wurde für Schulkinder zwischen 6 und 12 Jahren entwickelt. Das zentrale Thema ist Berührung. Mit spielerischen Behandlungssequenzen aus dem Shiatsu – rund um eine Geschichte aus Japan – entdecken die Kinder ihre individuelle Handlungs- und Bewegungsvielfalt, lernen diese zu stärken und weiterzuentwickeln. Das Besondere dabei: Immer zwei Kinder miteinander arbeiten und können das Gelernte zu Hause auch den Eltern, Geschwistern und Freunden vermitteln.

Ziele des Programms sind

- Verbesserung der Körperwahrnehmung (sich besser spüren)
- Unterstützung einer gesunden Körperhaltung
- Aktivierung der Sinnessysteme
- Erlernen der Selbstwirksamkeit
- Verbesserung der Atmosphäre in der Klasse.

Hier eine Beispielübung, die die Konzentrationsfähigkeit fördert:

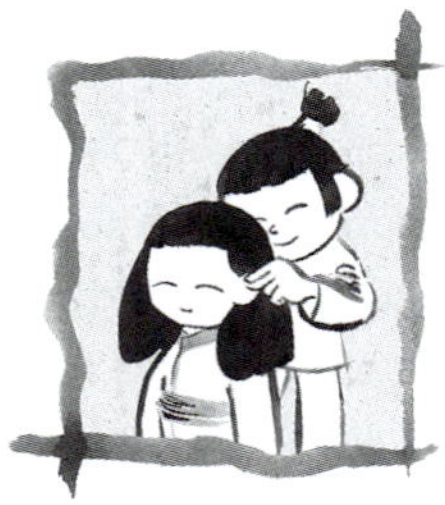

Nimm ganz sanft die Ohren deines Partners zwischen deine Finger und beginne oben an den Ohrenspitzen zu reiben, dann bis hinunter zu den Ohrläppchen. Fang dann wieder von oben an. Frage, ob es für deinen Partner angenehm ist, wenn du fester – oder sanfter arbeitest.

Diese Übung könnt ihr zwischendurch immer an euch selbst ausführen, wenn ihre neue Energie braucht, um euch besser konzentrieren zu können.

Wirkung:

Der ganze Körper wird aktiviert, Verbesserung der Aufmerksamkeit beim Zuhören, wichtige Seblstwirksamkeitstechnik.

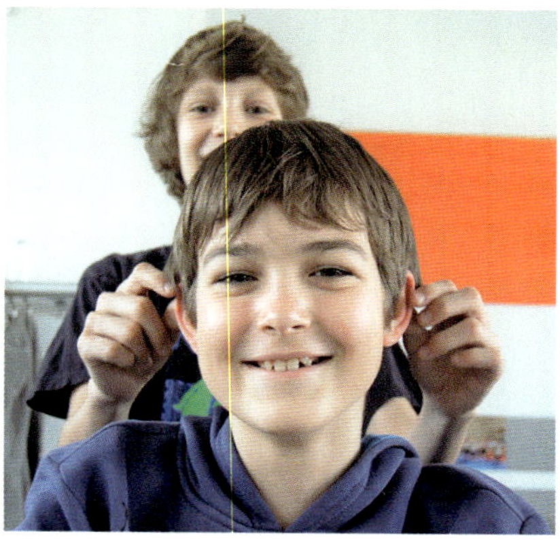

Abb. 12.2 „Samurai spitzt die Ohren"

Das Samurai-Programm „Aufrecht durchs Leben – Kinder in Balance"

Zentrales Thema dieses Programmteils ist Bewegung, wobei Bewegung nicht in einem sportlichen Kontext zu sehen ist, sondern vielmehr darin, dass Kinder ihre Bewegungsvielfalt und ihren Bewegungsradius besser auszuschöpfen lernen. Bewegung fördert die Körperhaltung, die Körperwahrnehmung und die Kompetenz, sich auch ohne körperliche Bewegung innerlich bewegen (denken) zu können.

Hier eine Beispielübung „Stark wie ein Baum":

Stell dir vor, du bist ein Baum. Du bist fest in der Erde verwurzelt und stehst ganz aufrecht. Deine Arme sind die Äste, diese streckst du nun zur Seite aus.

Ein leichter Wind bewegt den Baum vor und zurück – vor und zurück.

Der Wind kommt auch von der Seite – wie bewegt sich der Baum dann?

Der Wind kommt jetzt von vorne, von hinten, von der Seite. Probiere aus, welche Bewegungen du dann als Baum machen kannst, ohne dass du umfällst.

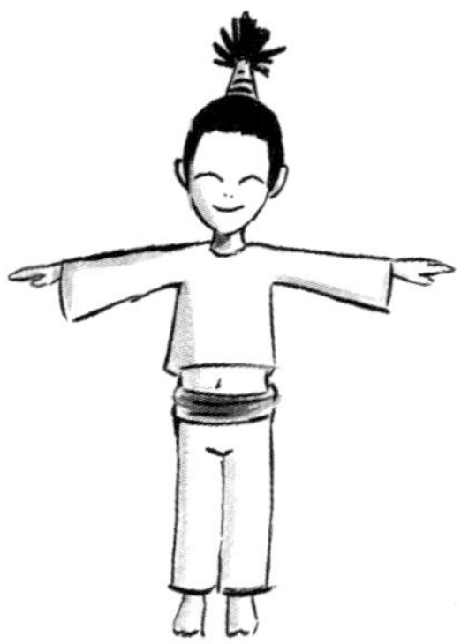

Abb. 12.3 „Stark wie ein Baum"

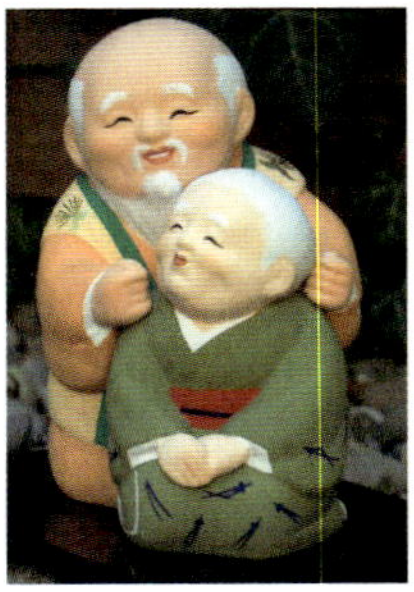

Das Samurai-Programm für Senioren

Aus dem ursprünglich für den Einsatz in der Schule entwickelten Samurai-Programm wurde gemeinsam mit und für Senioren eine abgewandelte Form entwickelt („Bewegen und Bewegt werden“), das den besonderen Bedürfnissen und Fähigkeiten älterer Menschen Rechnung trägt. Ziel ist es, den Senioren eine Methode zu zeigen, mit der sich jeweils zwei Partner gegenseitig behandeln und unterstützen. Die Methode ist auch für Angehörige und Pflegekräfte einfach zu erlernen. Die Übungen können leicht in den Alltag des Seniorenheims integriert und auch Angehörigen von Bewohnern und Ehrenamtlichen schnell und einfach vermittelt werden.

Das Besondere des Senioren-Programms ist, dass alle Beteiligten von der Anwendung dieser Berührungs- und Bewegungskonzepte profitieren. Sie stimulieren nicht nur den älteren Menschen, der die Behandlung erhält, sondern auch seinen Behandler, eine Pflegekraft oder einen anderen Heimbewohner. Für die Pflegekraft ist dies eine Gelegenheit, etwas Abstand von der funktionalen Pflege und dem Alltagsstress zu nehmen, und sie erlebt das angenehme Gefühl, etwas für die Seele des Menschen und auch für sich selbst getan zu haben.

Das Samurai-Programm für aktive Senioren

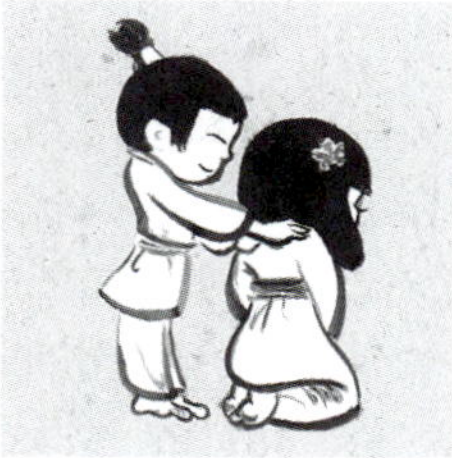

Bewegung und Berührung tun gut und sind wichtig fürs Wohlbefinden – in jedem Alter. In Bewegung zu sein und beweglich zu bleiben, sind die Garantie für Vitalität und Mobilität. Berühren und Berührtwerden fördern das Gespür für den eigenen Körper wie auch das Bewusstsein, bei anderen etwas bewirken zu können. Das Programm kann Freude bereiten und zum Mitmachen anregen – selbst bei eingeschränkter Mobilität.

Für aktive Senioren gibt das Samurai-Programm Impulse für neue Aktivitäten und fördert das soziale Miteinander, für Senioren mit Bewegungseinschränkungen trägt es zur Verbesserung der Lebensqualität bei und wirkt der Vereinsamung entgegen.

Beispiel aus dem Seniorenprogramm „Tiger kraulen":

Haben Sie schon einmal ein Lämmchen mit weichem Fell oder eine kleine Katze gekrault? Das eines Tigers vermutlich noch nicht!

- Legen Sie die Hände auf die Schultern Ihres Partners vor Ihnen. Können Sie die Muskeln fühlen? Sind sie weich wie das Fell eines Tigers oder hart wie ein Brett?
- Stellen Sie sich jetzt das weiche Fell eines Tigers vor, das Sie ganz sanft kneten, bis der wilde Tiger wohlig schnurrt. So machen Sie es mit den Schultern Ihres Partners.

Wirkung: Löst Verspannungen im Schulterbereich, verbessert die Durchblutung zum Kopf – und Ihr Partner wird es genießen!

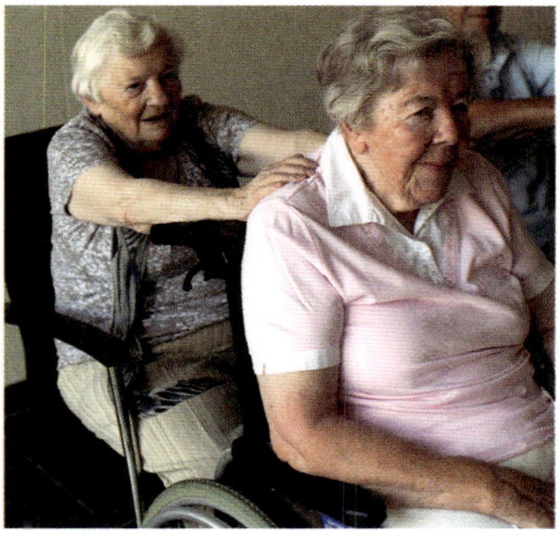

Abb. 12.4 „Tiger kraulen"

Das Samurai-Programm für Senioren im Pflegealltag

Das Samurai-Programm in der Altenpflege ist noch recht wenig bekannt, dennoch sind einige stationäre Einrichtungen offen dafür, sich auf neue Wege einzulassen. Berührungen sind ein Mittel zur Kommunikation und haben in der Altenpflege und -betreuung neben der professionellen Berührung einen sehr hohen Stellenwert.

Der Schwerpunkt liegt in der Einzelarbeit mit vorwiegend immobilen Menschen und den Möglichkeiten, die Abläufe an die individuellen Bedürfnisse dieser Personengruppe anzupassen. Darüber hinaus werden methodische Grundlagen und Hintergründe des Shiatsus und Möglichkeiten vermittelt, die eigenen Ressourcen zu stärken.

Hier das Beispiel aus dem Seniorenprogramm „Handlich":

- Massieren Sie mit Ihrem Daumen kreisförmig die Handinnenfläche des Empfängers.
- Der Kreis darf einmal ein bisschen größer und dann wieder ein bisschen kleiner werden.
- Der Massagedruck sollte als angenehm empfunden werden.

Wirkung: In der Handmitte befindet sich ein Akupunkturpunkt mit dem Namen „Palast der Nervosität". Die Massage des Punktes wirkt wunderbar entspannend und schenkt Ruhe und Gelassenheit. Weiterhin unterstützt der Punkt die Nahrungsaufnahme und den Mundschluss, was besonders wichtig ist für Menschen mit Schluckstörungen.

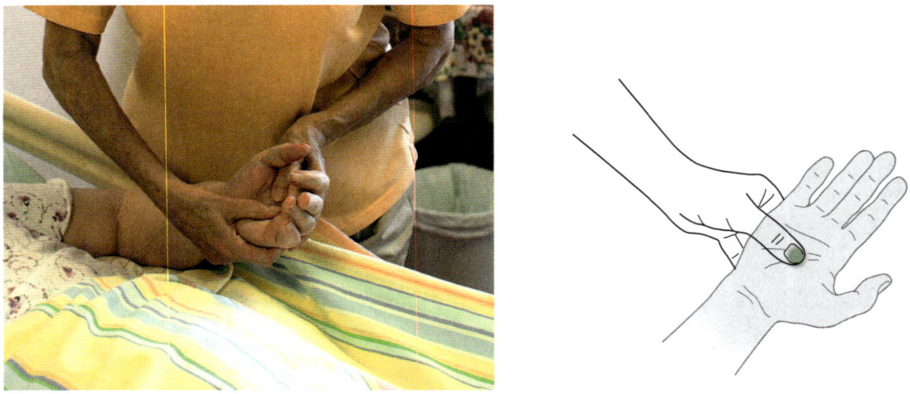

Abb. 12.5 Behandlung im Bett: Handmassage

Anhang

Schlussbemerkung

Wir hoffen, dass wir Sie mit unseren Gedanken und unseren Erfahrungen in der westlichen und der sino-japanischen Medizin inspirieren konnten. Setzen Sie das Konzept der energetischen Entwicklung bei ihren kleinen und großen Patienten um und lassen Sie sich von der Wirkung überraschen. Auch davon, wie wohltuend diese Vorgehensweise von den Patienten oder Klienten empfunden wird. Oft erhalten wir das Feedback, dass sich Patienten mit all Ihren Bedürfnissen wahrgenommen und im Innersten berührt fühlen. Gerade in der Arbeit mit Erwachsenen zeigen sich die vielfältigen Zusammenhänge zwischen der aktuellen Befindlichkeit und der energetischen Grundlage, die verantwortlich, taktgebend oder weichenstellend für die aktuelle Befindlichkeit war oder ist. Diese Kenntnisse werden Ihnen einen erweiterten Zugang für Ihre Behandlungstechniken eröffnen.

Sollten Sie einen Behandler oder eine Behandlerin an Ihrem Wohnort suchen, so schreiben Sie bitte an tw.therapeuticum@gmail.com und wir senden Ihnen die entsprechende Information zu. So können wir immer gewährleisten, dass die Adressen, die uns vorliegen, aktuell sind.

Weitere Informationen finden Sie unter www.aceki.de.
Das Poster „Modell der energetischen Entwicklung“ ist ebenfalls unter dieser Adresse erhältlich.

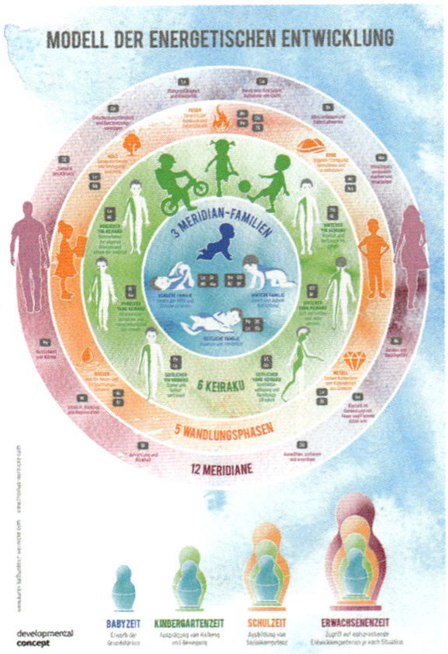

Erratum für Bildnachweis Seite 115 in:
Thomas Wernicke und Karin Kalbantner-Wernicke,
Die energetische Entwicklung des Menschen.
KIENER, München 2022

Bildnachweis

1.1, 2.4, 3.3, Matrijoschkas, Poster	SCHORNIK & GOLDSCHMIDT GbR, Wiesbaden
2.1, 2.2, 2.3, 3.1, 3.2, 4.1, 5.1, 5.2a-c, 5.7c,d, 5.8a-d, 5.9d, 5.10a-d, 5.11b-d, 5.12a-d, 6.2a-f, 6.3, 7.1a-f, 10.2, 11.5a-c, 12.2	Thomas Wernicke, Hochheim
4.2a,b, 5.4b, 5.5a-c, 5.6, 5.9e, 5.11e, 5.14b,d, 6.1, 10.3-10.6	Monika Werneke, Wiesbaden
5.3, 5.4a, 5.8a–b, 5.10a, 5.12a, 5.14, 5.15a–c, 11.1–11.4, 12.5	Yana Wernicke, Hochheim
5.9c	Unsplash
6.4a–c, 8.1 (Zeichnungen)	Judith Feyerabend, München
10.1	Wolfgang Michel-Zaitsu, Fukuoka, Japan
12.1	Eva Glatzer, Wien
12.1 (Zeichnung)	Lisa Amon, Nürnberg
12.2 (Zeichnung), 12.4 (Zeichnung)	Jul Weber, Berlin
12.3	Lena Wessner, Wien
12.5 (Zeichnung)	Henriette Rintelen, Velbert

Erratum für Bildnachweis Seite 115 in:
Thomas Wernicke und Karin Kalbantner-Wernicke,
Die energetische Entwicklung des Menschen.
KIENER, München 2022

Bildnachweis

1.1, 2.4, 3.3, Matrijoschkas, Poster	SCHORNIK & GOLDSCHMIDT GbR, Wiesbaden
2.1, 2.2, 2.3, 3.1, 3.2, 4.1, 5.1, 5.2a-c, 5.7c,d, 5.8a-d, 5.9d, 5.10a-d, 5.11b-d, 5.12a-d, 6.2a-f, 6.3, 7.1a-f, 10.2, 11.5a-c, 12.2	Thomas Wernicke, Hochheim
4.2a,b, 5.4b, 5.5a-c, 5.6, 5.9e, 5.11e, 5.14b,d, 6.1, 10.3-10.6	Monika Werneke, Wiesbaden
5.3, 5.4a, 5.8a–b, 5.10a, 5.12a, 5.14, 5.15a–c, 11.1–11.4, 12.5	Yana Wernicke, Hochheim
5.9c	Unsplash
6.4a–c, 8.1 (Zeichnungen)	Judith Feyerabend, München
10.1	Wolfgang Michel-Zaitsu, Fukuoka, Japan
12.1	Eva Glatzer, Wien
12.1 (Zeichnung)	Lisa Amon, Nürnberg
12.2 (Zeichnung), 12.4 (Zeichnung)	Jul Weber, Berlin
12.3	Lena Wessner, Wien
12.5 (Zeichnung)	Henriette Rintelen, Velbert

Bildnachweis

Lisa Amon, Nürnberg	12.1
Judith Feyerabend, München	6.4a–c, 8.1
Eva Glatzer, Wien	12.1
Wolfgang Michel-Zaitsu, Fukuoka, Japan	10.1
Henriette Rintelen, Velbert	12.5
SCHORNIK & GOLDSCHMIDT GbR, Wiesbaden	1.1, 2.4, 3.3, Matrijoschkas, Elemente, Poster
Unsplash	5.10c
Jul Weber, Berlin	12.2, 12.4
Monika Wernicke, Wiesbaden	4.2a,b, 5.4b, 5.5a–c, 5.6, 5.10e, 5.12e, 6.1
Thomas Wernicke, Hochheim	5.1, 5.2a–c, 5.9b–d, 5.9a, 5.11a–d, 5.13a–d, 6.2a–f, 6.3, 7.1a–f, 10.2, 11.5a–c (aus Shōnishin ISBN 978-3-943324-42-6)
	2.1, 2.2, 2.3, 3.1, 3.2, 4.1, 5.8c, 5.8d, 5.10b, 5.10d, 5.12b–d
Yana Wernicke, Hochheim	5.3, 5.4a, 5.8a–b, 5.10a, 5.12a, 5.14, 5.15a–c, 11.1–11.4, 12.5
Lena Wessner, Wien	12.3

Literatur

Becker-Stoll G et al. Bindung – eine sichere Basis fürs Leben: Das große Elternbuch für die ersten 6 Jahre. Kösel, Penguin, Random House, München 2018

Beilock S. How the Body Knows Its Mind. Atria Books New York – London 2017

Blechschmidt E. Ontogenese des Menschen: Kinetische Anatomie. KIENER, München 2012

Bowlby J. Bindung. Reinhardt, München 2006

Ekiken K (1630–1714). Regeln zur Lebenspflege *(Yōjōkun)*. Iudicium, München 2010

Ekiken K. Ein Beitrag zur japanischen Geistesgeschichte des 17. Jahrhunderts und zur chinesischen Sung-Philosophie, Verlag E. J. Brill, Leiden 1942

Field TM. Touch Therapy. Churchill Livingstone, Edinburgh 2000

Gleditsch JM. MAPS – MikroAkuPunktSysteme. Hippokrates, Stuttgart 2002

Griebel W, Minsel B. Schulfähigkeit – ein Begriff im Wandel. Vom Reifekonzept zum Transitionsansatz. In: Theorie und Praxis der Sozialpädagogik (TPS) 2007, 3

Hellbrügge T, von Wimpffen JH (Hrsg.). Die ersten 365 Tage im Leben eines Kindes. Droemer Knaur, München 1973

Kalbantner-Wernicke K, Haase T. Baby-Shiatsu – mit Glücksgriffen und Zauberpunkten stark ins Leben. Zweite Auflage. Freya, Linz 2022

Kalbantner-Wernicke K, Wernicke T, Mai B. Samurai-Shiatsu für Senioren. KIENER, München 2013

Kalbantner-Wernicke K, Wernicke T. Das Kribbel-Krabbel Buch. KIENER, München 2016

Kalbantner-Wernicke K, Wernicke T. Meridianentwicklung – Paradigmenwechsel oder Modernisierung traditioneller Vorstellungen? YinYang 2017

Kalbantner-Wernicke K, Wernicke T. Samurai-Programm – Mit Shiatsu fit für die Schule – stark fürs Leben. 4. Auflage. KIENER, München 2019

Kalbantner-Wernicke K, Wernicke T. Samurai-Shiatsu - Bewegungsübungen und Spiele. KIENER, München 2014

Kalbantner-Wernicke K. Die Fünf Elemente im Leben von Kindern – Kösel, München 1998

Kalbantner-Wernicke K. Shiatsu für Babys und Kleinkinder. Elsevier, München 2010

Michel W. 2019 (mündl. Mitteilung)

Ni M. Der Gelbe Kaiser. Droemer Knaur, München 2011

Ōta, Shinsai. *Anma zukai* [Illustrierte Erläuterung des Drückens und Reibens]. Kyōto: Bunseidō, Vorwort 1827 (大田晉齋著, 村田嘉言畫, 浦邉良齋畫: 按腹圖解. 文政堂, 文政十年序)

Ozaki T, Yamaguchi H, Yoneyama S. *Jissen shōnihari-hō – kodomo no sukoyakana seichō e no apurōchi* [Praxis der pädiatrischen Akupunktur – Ein Ansatz zum gesunden Aufwachsen von Kindern]. Tōkyō: Ishiyaku Shuppan 2012 (尾崎朋文, 山口創, 米山栄編集: 実践小児はり法 — 子どもの健やかな成長へのアプローチ. 医歯薬出版).

Renz-Polster H. Kinder verstehen. Kösel, München 2009

Sadler TW. Medizinische Embryologie. 9. Auflage. Thieme, Stuttgart, New York 1998

Schopenhauer A. Aphorismen zur Lebensweisheit, Kapitel 1, Grundeintheilung. 1851

Spangler G, Zimmermann P. Die Bindungstheorie – Grundlagen, Forschung und Anwendung, Klett-Cotta, Stuttgart 2019

Trepel M. Neuroanatomie – Struktur und Funktion. 4. Auflage, Urban & Fischer, München-Jena 2008

Wernicke T, Kalbantner-Wernicke K. Kinderakupunktur mit der entwicklungsphysiologisch orientierten Shōnishin-Methode. Dtsch Ztschr f Akup. 2009(3)

Wernicke T. Kinderakupunktur in der Geriatrie – geht das? Dtsch Ztschr f Akup 2015(3)

Wernicke T. Shōnishin: Neurophysiologie und Meridianentwicklung in der Kinderakupunktur. KIENER, München 2020

Worsley JR. Was ist Akupunktur? 5. Auflage. Neue Erde, Ryvellus, Rostdorf 2011

Wyke B. The neurological basis of movement – a developmental review. In: Holt KS (ed). Movement and Child Development. William Heinemann, London 1975

Sachregister

T

U

V